Dr. Michèle Markus/Alexander Hoffmann
Heilen mit Sauerstoff

W0239705

Dr. Michèle Markus/Alexander Hoffmann

# Heilen mit Sauerstoff

Die Sauerstoff-Mehrschritt-Therapie

Ratgeber Ehrenwirth

Die Deutsche Bibliothek – CIP-Einheitsaufnahme

*Markus, Michèle:*
Heilen mit Sauerstoff : die Sauerstoff-Mehrschritt-Therapie ;
[Sauerstoff als Energielieferant ; Stärkung des Immunsystems ;
nachweisbare Heilerfolge] / Michèle Markus/Alexander Hoffmann. –
München : Ehrenwirth, 1999
(Ratgeber Ehrenwirth)
ISBN 3-431-03550-7

ISBN 3-431-03550-7
© 1998 by Ehrenwirth Verlag GmbH, München
Umschlag: Konturwerk, Rainald Schwarz, München
Umschlagfotos: Tony Stone, München
Satz: ew print & medien service gmbh, Würzburg
Druck: Schoder Druck, Gersthofen
Printed in Germany

# Inhalt


Vorwort: Der Erfolg ist meßbar 7

1. Kapitel: Ohne Sauerstoff kein Leben 9
   Warum ist Sauerstoff so wichtig? 10
   Wie entsteht Energie? 11
   Der reine Sauerstoff 13
   Der Weg des Sauerstoffs 15
   Streß als Sauerstoffräuber 17
   Sind Sie reif für Sauerstoff? 17

2. Kapitel: Sauerstoff als Heilmittel 19
   Die Sauerstoff-Mehrschritt-Therapie – SMT 21
   Therapie mit ionisiertem Sauerstoff 25
   Sauerstoff-Regeneration 26
   Hämatogene Oxydationstherapie – HOT 27
   Ozon-Sauerstoff-Therapie 32
   Hyperbare Sauerstofftherapie 34
   Oxyvenierung 36

3. Kapitel: Eine Therapie für viele Fälle 39
   Sauerstoff gegen Streß 39
   Das Immunsystem 43
   Durchblutungsstörungen 45
   Arteriosklerose 47
   Das Gehirn braucht Sauerstoff 49
   Schlaganfall 51
   Zu dickes Blut 52
   Störungen der Sinnesorgane 52
   Gegen Migräne. 57
   Das Herz und der Sauerstoff 58
   Gefahr für die Extremitäten 62
   Wenn der Blutdruck zu hoch ist 65
   Wenn der Blutdruck zu niedrig ist 67
   Rheumatischer Formenkreis 68
   Arthrose und Arthritis 68
   Stoffwechselstörungen 70

Gutes für die Leber 72
Die Geißel Gicht 72
Hilfe bei Diabetes 73
Gegen Übergewicht 74
Erkrankungen der Atemwege 74
Sauerstofftherapie als Begleiter in der Krebsbehandlung 75

4. Kapitel: Unterstützende Therapien 79
Eigenbluttherapie 79
Organtherapie 81
Milztherapie 83
Regeneresen 84
Kolon-Hydrotherapie 85
Der Aderlaß 87

5. Kapitel: Was kann ich selbst tun? 89
Bewußt atmen 89
Rauchen ist Gift 90
Die Orthomolekulare Medizin und ihre Vitalstoffe 92
Richtige Ernährung 93
Die Welt der Vitamine 95
Multitalent Magnesium 107
Calcium macht stabil 111
Selen schützt 112
Zink heilt 112

Anhang 115
Nützliche Adressen 115
Empfehlenswerte Literatur 115

# Vorwort: Der Erfolg ist meßbar

Sauerstoff ist Leben. Unter dieses Motto kann man auch die Sauerstofftherapien stellen, die immer mehr an Bedeutung gewinnen. Es sind erprobte und bewährte Verfahren der Naturheilkunde, die durch ihre universellen Möglichkeiten, durch ihre Verträglichkeit, durch ihre unbestrittenen Erfolge bestechen. Nicht ohne Grund bejahen heute viele deutsche Ärzte alternative Heilmethoden. Fast jeder zweite hat eine dieser Heilmethoden erlernt. Die Sauerstofftherapie muß sich nicht mehr rechtfertigen. Ihr Erfolg ist meßbar. »Es gibt in der modernen Medizin kaum eine Therapie, deren Wirkungen anhand so vieler unterschiedlicher Untersuchungen und Parameter nachgewiesen worden sind.« Diesen Worten von. Dr. med. Rainer Holzhüter, Präsident der Ärztegesellschaft für Sauerstoff-Mehrschritt-Therapie e.V. in Hamburg, ist eigentlich nichts hinzuzufügen.

Die Einsatzmöglichkeiten des Sauerstoffs als Heilmittel sind so vielfältig, daß dieser Ratgeber nur die wichtigsten Bereiche abdecken kann. Dabei wird eine Reihe von Krankheiten von zwei Seiten beleuchtet – von den jeweiligen passenden Therapien her und von der Indikation. Einem ganzheitlichen Ansatz verpflichtet, streifen wir auch Themen wie das Immunsystem, die Psychoneuroimmunologie und die Orthomolekulare Medizin. Wir informieren auch darüber, was Sie bei einer Therapie beachten sollten, und daß Sie sich bitte nur in fachkundige Hände begeben.

Nutzen Sie die Chance Sauerstoff! Wir empfehlen jedem, die Angebote der Sauerstofftherapie aufzugreifen – nicht nur zur Behandlung spezifischer Krankheiten, sondern auch ganz allgemein zur Steigerung der Lebenskraft und Vitalität.

*Dr. Michèle Markus, Alexander Hoffmann*

# Kapitel 1:
# Ohne Sauerstoff kein Leben

»Sauerstoff ist das Elixier des Lebens.«
*Prof. Manfred von Ardenne*

Sauerstoff ist die Basis jeglichen Lebens auf unserem Planeten. Jedes Lebewesen, ob Mensch, Pflanze oder Tier, braucht Sauerstoff, um überhaupt existieren zu können. Wir können wochenlang ohne Essen auskommen und tagelang ohne Trinken, aber nur wenige Minuten ohne Sauerstoff.

Wir sind in unserer Umgebung überall von Sauerstoff umgeben. Dennoch kann es uns an Sauerstoff mangeln. Schon allein durch das Altern unseres Körpers fehlt es uns zunehmend an Sauerstoff. In unserem Lebensalltag haben wir uns bestimmt schon viele Gedanken über die Bedeutung von Essen und Trinken gemacht – aber über die Bedeutung von Sauerstoff sehr wenige.

**$O_2$-Mangel durch das Altern**

! Dabei ist unser Dasein von lauter sauerstoffraubenden Aktivitäten geprägt. Streß, Hektik, zu hastiges, meist zu üppiges Essen, Genuß von Alkohol und Nikotin, zuwenig Bewegung und zuwenig Entspannung. Lange Jahre geht das gut, und wir fühlen uns sogar sehr wohl in unserer Haut. Doch dann melden sich zunächst kleine, mit der Zeit auch größere gesundheitliche Beschwerden.

Diese Störfaktoren haben wir mit unserer Lebensführung oft selbst geschaffen. Doch jeder Mensch ist in der Lage, seine persönlichen Risikofaktoren gegenüber Zivilisationserkrankungen, aber auch gegenüber weitaus schwereren Krankheitsbildern entscheidend zu mindern. Jeder Mensch kann sich so seine Gesundheit und Vitalität für lange Zeit sichern und auch steigern.

Was sind die Folgen von Sauerstoffmangel? Ein Abfallen unserer Leistungsfähigkeit, unserer Lebensqualität – bis zu schwerwiegenden Krankheiten wie Krebs. Es ist so einfach, dem allem vorzubeugen – durch regelmäßige Zufuhr von Sauerstoff. Diese kann den entstandenen Mangel an Sauerstoff auffüllen oder auch als präventive Maßnahme einem möglichen Sauerstoffmangel vorbeugen.

## Warum ist Sauerstoff so wichtig?

Jede Zelle, jedes Gewebe, jedes Organ eines lebenden Organismus benötigt Energie, um seine Funktion in diesem Organismus erfüllen zu können. Zur Erzeugung dieser Energie benötigt der Organismus jedoch eine Art Treibstoff. Dieser Treibstoff für den lebenden Körper heißt Sauerstoff. Sauerstoff ist das chemische Element mit dem Zeichen O, tritt jedoch normalerweise in der Form des molekularen Sauerstoffs $O_2$ auf.

Kein Stoffwechselvorgang in unserem Körper kann eigentlich ohne Sauerstoff ablaufen, gleichgültig ob es sich um das Wachstum handelt, die Regeneration, also Erneuerung von Zellen oder Geweben, oder um die zu jedem Zeitpunkt stattfindenden Vorgänge, die die Zellen und den Organismus als Ganzes am Leben halten. Jede Zelle, jedes Gewebe, jedes Organ ist auf die Anwesenheit von Sauerstoff für den Ablauf seiner grundlegenden, lebenserhaltenden Funktionen angewiesen.

**Motor des Blutkreislaufs**

Nehmen wir zum Beispiel das Herz – den Motor unseres Blutkreislaufs. Es pumpt Blut in unsere Gefäße und führt dadurch jeder Zelle unseres Körpers Sauerstoff und wichtige Substanzen zu, damit diese überhaupt funktionieren können. Gleichzeitig werden auch über das Blut Stoffwechselprodukte und Schlackenstoffe abtransportiert; es wird also entgiftet. Aber auch die Zellen des Herzens benötigen Sauerstoff, um ihre lebenswichtige Funktion überhaupt ausführen zu können. Ebenso ist es mit der Lunge, auch einem lebenswichtigen Organ für uns. Durch sie bezieht der Körper Sauerstoff aus der Luft, die wir atmen. Doch auch die Zellen der Lunge könnten ihre Funktion nicht ausführen, wenn sie nicht selbst mit Sauerstoff versorgt würden.

Ein weiteres wichtiges Organ ist die Leber. Sie ist die Entgiftungszentrale unseres Körpers. Auch jede einzelne Zelle dieses Organs ist abhängig von einer ausreichenden Sauerstoffzufuhr. Das Zentrum unseres Seins und Denkens – unser Gehirn – ist in höchstem Maße auf eine ausreichende Zufuhr von Sauerstoff angewiesen. Die Zellen des Gehirns reagieren höchst empfindlich auf einen Mangel an Sauerstoff. Bereits eine Unterversorgung von drei bis vier Minuten Dauer kann zum Absterben von Gehirnzellen führen. Uns allen sind die fatalen Folgen einer auch noch so kurzen $O_2$-Unterversorgung bekannt – zum Beispiel bei der Geburt eines Kindes.

Ohne Sauerstoff könnten wir uns nicht bewegen, denn auch die

Zellen unserer Muskeln benötigen Sauerstoff. Sie können jedoch etwas länger als die Gehirnzellen ohne Sauerstoff auskommen, bis es zu Funktionsstörungen kommt. So wird die Bedeutung des Satzes klar: Ohne Sauerstoff gibt es tatsächlich kein Leben.

## *Fünf Prozent zum Leben*

Was geschieht mit dem Sauerstoff, den wir aus der Luft einatmen? Er gelangt mit der Atemluft durch die Luftröhre und die Bronchien in die Lunge. Die Bronchien verästeln sich in kleinste Bronchiolen und münden in den Lungenbläschen, den sogenannten Alveolen. Unsere Lungen bestehen aus etwa 300 Millionen davon, und die Gesamtoberfläche aller Alveolen beträgt etwa 100 Quadratmeter. Die Alveolen haben eine sehr dünne, feine Wand, die mit einem dichten Netz von kleinsten Gefäßen versorgt ist. Der Sauerstoff wandert durch diese Membran der Lungenbläschen in das Blut und wird dort an den roten Blutfarbstoff, das Hämoglobin, gebunden. So gelangt der Sauerstoff in das Blut und mit dem Blut, das im Körper zirkuliert, zu jedem Teil unseres Körpers. Jedes Organ, jedes Gewebe, jede einzelne Zelle wird so mit Sauerstoff versorgt.

**Hämoglobin**

Die Luft, die wir in unserer Atmosphäre einatmen, enthält rund 21 Prozent Sauerstoff. Die Luft, die wir ausatmen, unser Atem, enthält nur 16 Prozent. Fünf Prozent werden also über die Lunge aufgenommen und in unserem Körper genutzt. Von diesen fünf Prozent leben alle Zellen unseres Körpers. Als Produkt der Zellatmung entsteht in den einzelnen Zellen $CO_2$ – Kohlendioxid. Dieses wird durch das Blut wieder zur Lunge zurücktransportiert und dort ausgeatmet. Mit jedem Atemzug nimmt ein Erwachsener rund einen halben Liter Luft zu sich. Normalerweise atmet der Mensch 18mal pro Minute. Die Atmung ist nicht immer gleich, sondern ändert sich je nach Beanspruchung des Organismus – bei körperlicher Belastung oder im Schlaf.

## Wie entsteht Energie?

Jede Zelle besitzt ihr eigenes kleines Kraftwerk, das der Energieherstellung dient. Diese kleinen Energiezentralen heißen Mitochondrien. In ihnen laufen chemische Vorgänge ab, wobei mit Hilfe von Sauerstoff energiereiche Produkte hergestellt werden – sogenannte Phosphate. Diese Phosphate werden für den Ablauf aller Stoffwech-

**Mitochondrien**

selvorgänge in den einzelnen Zellen benötigt. Sie werden für den Ablauf des Stoffwechsels vollständig verbraucht und müssen daher ständig neu gebildet werden. Dieser Vorgang ist gänzlich abhängig von einer ausreichenden, ununterbrochenen Versorgung der Zelle mit Sauerstoff. $O_2$ muß ständig neu nachgeliefert werden, damit all diese Vorgänge ablaufen können. Den Vorgang der Energieerzeugung in der einzelnen Zelle unter Mitwirkung von Sauerstoff nennt man auch die Zellatmung.

Wenn genügend Sauerstoff Leben und ein gesundes Funktionieren aller Organe bedeutet, ist es logisch, daß Sauerstoffmangel den Tod einzelner Zellen und das Nichtfunktionieren von Organen nach sich zieht. Sauerstoff ist jedoch eigentlich immer zum gleichen Anteil in unserer Atemluft vorhanden, kann also immer in gleichem Maße über die Lunge aufgenommen werden. Wie kommt es also zu Mangelerscheinungen infolge von Sauerstoffdefizit?

Diese Mangelsymptome müssen demnach ihre Ursache innerhalb unseres Körpers haben. Tatsächlich sind es Veränderungen in unserem Organismus, die zu $O_2$-Mangelerscheinungen führen. Schon ab dem vierten Lebensjahrzehnt nimmt die Versorgung des Körpers mit Sauerstoff ab. Die Sauerstoffaufnahmefähigkeit über die Lunge wird mit dem Älterwerden schlechter. Hinzu kommen noch andere Faktoren wie Streß, Bewegungsmangel, Krankheiten, Umweltbelastungen, Medikamente, der Genuß von Nikotin und Alkohol. Alle diese Dinge zehren am Körper und belasten ihn. Um mit all diesen Faktoren fertig zu werden, benötigt er zusätzliche Energie für seine Zellen, Gewebe und Organe.

Und woher bezieht der Körper seine Energie? Vom lebenswichtigen Sauerstoff. Doch im Laufe der Jahre sind durch den fortschreitenden und sich einschleichenden Sauerstoffmangel schon Veränderungen im Körper eingetreten. Sie machen es ihm unmöglich, soviel zusätzlichen Sauerstoff aufzunehmen, wie er den veränderten Umständen nach tatsächlich brauchen würde. So schließt sich ein Teufelskreis: Degenerative Prozesse setzen ein; wir bauen ab. Der Zellstoffwechsel kann nicht mehr einwandfrei ablaufen; die Zellen bleiben in gewisser Hinsicht unterversorgt; der Abtransport von Abfallprodukten gerät ins Stocken. Die Folgen sind ein Verlust an Gesundheit, Vitalität, Lebenskraft – und damit auch an Lebensfreude! Die Alterung des gesamten Organismus schreitet beschleunigt voran.

**!** Das Tückische: Die wahren Ursachen dieser Erscheinungen werden nicht als solche erkannt. Wir nehmen einfach in Kauf, daß vieles mit den Jahren eben nicht mehr so gut läuft. Diese Abbauprozesse schleichen sich regelrecht in das Leben des einzelnen ein. Viele Zeichen werden verkannt oder gar durch unnötige medikamentöse Behandlungen unterdrückt.

Und schon wieder setzt ein neuer Teufelskreis ein. Denn Medikamente schonen ja die Organe nicht. Sie bedeuten eigentlich eine zusätzliche Belastung für den Körper. Nur wenn sie sinnvoll eingesetzt werden, im Einklang mit den tatsächlichen Bedürfnissen des Körpers und zur sanften Unterstützung der Funktionen geschädigter oder funktionsuntüchtiger Organe, sind sie sinnvoll. Ansonsten schaden sie mehr, als sie nützen. Der Körper verbraucht nämlich wieder zusätzliche Energie, um sich von den von außen zugeführten Arzneimitteln zu befreien. Und ein Organ, dem es eigentlich an Energie fehlt, um seine Funktion gut ausführen zu können, wird durch ein Medikament noch weiter erschöpft.

Fließeigenschaften des Blutes

Sauerstoffmangel allein kann auch schon die Fließeigenschaften des Blutes so negativ beeinflussen, daß dieses viel langsamer durch unsere Gefäße fließt. Allein dies genügt bereits, um eine generelle Unterversorgung des gesamten Körpers mit Sauerstoff nach sich zu ziehen. Auch das illustriert die Bedeutung von Sauerstoff.

## Der reine Sauerstoff

In der Luft, die uns in unserer Atmosphäre umgibt und die wir einatmen, ist Sauerstoff, wie schon beschrieben, nur zu 21 Prozent enthalten. Bei der therapeutischen Einatmung von Sauerstoff ist die $O_2$-Konzentration weitaus höher. 100prozentig reinen Sauerstoff können wir nicht einatmen; er ist immer zu einem bestimmten Anteil mit der Atemluft vermischt. Der Sauerstoff für eine Therapie wird in Flaschen oder Tanks bereitgestellt. Es gibt auch Sauerstoffkonzentratoren. Dies sind Geräte, die aus der Luft den Sauerstoff herausfiltern und ihn konzentrieren. Bei einer Therapie erhält der Körper ein Konzentrat an Sauerstoff. Es liegt nahe, daß dieses eine ganz andere Wirkung hat als der Anteil, den wir aus der uns umgebenden Luft bekommen.

Um die Wirkung zu intensivieren, gibt es noch einige andere Mittel. Man kann den Sauerstoff in einen energetisch höheren Zustand bringen, ihn aktivieren, zum Beispiel durch Beimischung von Ionen.

Dies sind elektrisch geladene Teilchen, mit denen der Sauerstoff versetzt wird. Er bekommt dadurch ein noch höheres energetisches Potential und gewinnt an Wirksamkeit. Ein solcher aktivierter Sauerstoff wird schneller vom Körper aufgenommen und auch schneller verstoffwechselt.

Unser Körper ist nicht fähig, Sauerstoff zu speichern. Aber durch gezielte therapeutische Anwendung von Sauerstoff kann sich der Körper sehr wohl energetische Reserven zulegen.

## *Der Sauerstoffstatus*

Eine Größe, um die ausreichende Versorgung des Körpers mit Sauerstoff beurteilen zu können, ist der Sauerstoffstatus. Er ist gleich dem Energiestatus. Gerade zu Beginn einer Sauerstofftherapie ist es sinnvoll, den Sauerstoffstatus des Patienten zu bestimmen. Eine gute Sauerstoffbilanz bedeutet einen möglichst hohen Sauerstoffgehalt im arteriellen Blut und einen möglichst niedrigen Wert im venösen Blut. Beide Werte werden durch eine Blutentnahme aus der Arterie bzw. Vene mit speziellen Geräten in der Klinik oder ambulanten Praxis gemessen. Es gibt aber auch die Möglichkeit einer »unblutigen« Messung des Sauerstoffgehalts. Diese erfolgt über eine Sonde, die an die Haut des Unterarms angelegt wird. Dadurch kann auch das Sauerstoffdefizit gemessen werden. Der Sauerstoffpartialdruck wird in Torr, der Maßeinheit des Luftdrucks, gemessen.

$O_2$-Partialdruck

Mit der Messung kann man nicht nur vor Therapiebeginn den Zustand des Patienten beurteilen, sondern hat auch danach durch weitere Messungen eine gute Möglichkeit zur Verlaufskontrolle. Als Normalwerte im arteriellen Bereich gelten für Menschen bis

| | |
|---|---|
| 30 Jahre | 90 Torr |
| 40 Jahre | 80 Torr |
| 50 Jahre | 76 Torr |
| 60 Jahre | 72 Torr |
| 70 Jahre | 68 Torr |

Da unser Körper nicht in der Lage ist, Sauerstoff zu speichern, ist er auf eine kontinuierliche Zufuhr von außen angewiesen. Wenn diese nicht gewährleistet ist, kommt es im Körper und in den einzelnen Zellen zu einer Sauerstoffschuld – einer Diskrepanz zwischen Nachfrage und Angebot an Sauerstoff. Der Stoffwechsel der einzelnen Zellen bricht dann zusammen.

## Der Weg des Sauerstoffs

In der uns umgebenden Atemluft beträgt der Sauerstoffgehalt ca. 20,7 Volumenprozent. Der Sauerstoffpartialdruck $pO_2$ beträgt dabei 20,7 kPa (Kilopascal). Bis er zu den Lungenbläschen gelangt, verringert sich der Sauerstoffpartialdruck auf ca. 13,3 kPa. Der Sauerstoffpartialdruck der Lungengefäße ist mit etwa 5,3 kpa noch niedriger. So kann es durch dieses Druckgefälle zur Diffusion des Sauerstoffs aus den Alveolen (Lungenbläschen) in die Lungenkapillaren kommen. Dort steigt dann der $pO_2$-Wert wieder auf 13,3 kPa.

**Druckgefälle**

Dieses Druckgefälle ist notwendig, damit der Vorgang der Diffusion auch stetig erhalten bleibt. Der Sauerstoff wird über das arterielle Gefäßsystem in den gesamten Körper transportiert, wo er wiederum durch ein Druckgefälle aus den Kapillaren – den kleinsten Endverzweigungen der Arterien und Venen – in das zu versorgende Gewebe übertritt. Das sauerstoffarme Blut fließt nun mit dem venösen Gefäßsystem zum Herzen zurück. Der hohe Wert des $pO_2$ in den Arterien fällt durch die Sauerstoffabgabe an das Gewebe auf einen wesentlich niedrigeren $pO_2$-Wert in den Venen ab. Die Differenz dieser Werte dient auch als Maßstab der Sauerstoffnutzung im Gewebe. Der Vorgang des Übertritts von Sauerstoff aus den Alveolen in die Kapillaren der Lunge muß sehr schnell ablaufen, da das Blut mit der Wand der Alveolen nur 0,8 Sekunden Kontakt hat.

**$pO_2$-Wert**

Durch den gleichen Vorgang, nur in umgekehrter Richtung, geschieht auch die Aufnahme des Stoffwechselprodukts der Zellatmung – Kohlendioxid $CO_2$ – und dessen Ausatmung über die Lunge.

Wie man sieht, hängt dieser Vorgang von einem ausreichenden Angebot an Sauerstoff, von einer ausreichenden Belüftung der Lunge und von einer ausreichenden Durchblutung der Lungenkapillaren ab. Es müssen also im System Herz – Kreislauf – Lunge absolut gesunde, störungsfreie Verhältnisse vorliegen.

Weiterhin ist die Sauerstoffkonzentration des arteriellen Blutes von Bedeutung. Diese ist wiederum abhängig von dem Gehalt des Blutes an Hämoglobin – dem roten Blutfarbstoff, an den der Sauerstoff ja gebunden wird – und dessen Sättigung mit Sauerstoff.

Bei der Beurteilung des Sauerstoffstatus sind die $O_2$-Werte im venösen Blut von geringerer Bedeutung. Sie hängen immer von den Durchblutungsverhältnissen im Körper ab, und diese unterliegen großen Schwankungen, die auch nur vorübergehend sein können. Diese Werte haben also keine große Aussagekraft. So sinkt der Sauerstoffwert im venösen Blut auch durch übermäßige körperliche Betätigung ab – aus der starken Beanspruchung der Muskulatur resultiert

**Anstrengung und Kälte**

ein höherer Verbrauch an Sauerstoff. Oder: Durch Einwirkung von Kälte ziehen sich die Gefäße zusammen, und dementsprechend kann weniger Sauerstoff in die einzelnen Körperteile befördert werden.

Die Hauptfaktoren, die eine ausreichende Versorgung des Körpers mit Sauerstoff beeinflussen, sind also

- eine ausreichende Lungenfunktion, eine gut belüftete Lunge,
- ein ausreichendes Sauerstoffdruckgefälle, damit der Vorgang der Diffusion des Sauerstoffs aus den Alveolen in die Lungenkapillaren gut ablaufen kann,
- eine ausreichende Perfusion, also Durchblutung in den Kapillaren, die die Lunge versorgen,
- eine gute allgemeine Durchblutung, die gewährleistet, daß genügend Sauerstoff auch in alle Teile des Körpers transportiert werden kann, also ein gesundes, gut funktionierendes Gefäßsystem.

Zu den häufigsten Ursachen für die Verschlechterung des Sauerstoffstatus gehört zunächst einmal der natürliche Alterungsprozeß. Mit steigendem Lebensalter zeigen sich auch Alterungserscheinungen an der Lunge und am gesamten Atemsystem. Der Brustkorb ist nicht mehr so beweglich, die Lunge kann sich beim Einatmen nicht mehr voll entfalten, da auch sie nicht mehr so elastisch ist. Es kommt zu Störungen der Belüftung und auch der Durchblutung.

So nimmt mit zunehmendem Lebensalter der Sauerstoffpartialdruck kontinuierlich ab. Hier spielt auch das Körpergewicht eine Rolle. Studien zeigten, daß Personen mit einem höheren Körpergewicht einen niedrigeren $pO_2$ aufweisen als jene mit einem normalen Sollgewicht. Der Sauerstoffpartialdruck nimmt rein altersbedingt nie so stark ab, daß lebensbedrohliche Werte unter 60 mmHg erreicht würden. Aber durch den herabgesetzten Sauerstoffstatus des Körpers entsteht natürlich auch ein verringerter energetischer Status. Also weniger Leistungsreserven für alle lebensnotwendigen Vorgänge – degenerative Prozesse schreiten deshalb schneller voran.

Interessant ist vor allem, daß es keine signifikanten Unterschiede bei der Sauerstoffkonzentration im Blut gibt, die ja durch die Konzentration des Hämoglobins im Blut bestimmt wird. Die $O_2$-Konzentration im Blut ist laut Studien unabhängig von Alter, Rauchgewohnheiten und Körpergewicht. Nur zwischen Männern und Frauen gibt es einen geringen Unterschied zugunsten der Männer.

## Streß als Sauerstoffräuber

Ein weiterer gewichtiger Sauerstoffräuber neben dem Altern ist Streß. In diesem Zustand der psychischen oder auch physischen Anspannung und Überforderung wird im Körper eine ganze Reihe von Hormonen freigesetzt, die den Sauerstoffbedarf um ein Vielfaches ansteigen lassen. Da das Sauerstoffangebot nicht in gleichem Maße erhöht werden kann, entsteht zwangsläufig ein Sauerstoffdefizit. Insbesondere bei Menschen mit schlechten Durchblutungsverhältnissen oder bereits geschädigten Gefäßen bzw. schon beeinträchtigten lebenswichtigen Organen (wie z. B. dem Herzen) kann es so zu lebensbedrohlichen Zuständen kommen (Infarkt).

**Physische und psychische Anspannung**

! Streß ist auch verantwortlich für Kreislaufbeschwerden oder Herzrhythmusstörungen. Ganz allgemein werden die Abwehrkräfte des Körpers gegenüber Infektionskrankheiten angegriffen. Diese wiederum schwächen den Körper weiter. Er wird weniger sauerstoffaufnahmefähig – so verschlechtert sich der Sauerstoffstatus weiter. Allerdings muß Streß differenziert betrachtet werden. Mehr darüber im Kapitel 3.

Alle akuten oder chronischen Erkrankungen, die das Gefäßsystem oder die lebenswichtigen Organe Herz und Lunge betreffen, können eine Minderung der Sauerstoffversorgung nach sich ziehen. Deshalb ist es von Bedeutung, bei solchen Erkrankungen den Sauerstoffstatus zu kontrollieren und zu verfolgen und bei Abfall der Werte eine Normalisierung anzustreben. Diese und viele andere Erkrankungen sind ein lohnendes Einsatzziel für die Sauerstofftherapie. Ihnen widmen wir uns ausführlich in Kapitel 2.

## Sind Sie reif für Sauerstoff?

Hier sind 21 Fragen für Sie. Wenn Sie mehr als die Hälfte davon mit ja beantworten, sollten Sie einmal am Sauerstoff »schnuppern«.

1. Fühlen Sie sich im Alltag öfter müde und schlapp?
2. Sind Sie im Beruf überfordert, leiden Sie unter zuviel Hektik?
3. Oder sind Sie eher unterfordert?
4. Sind Sie reizbar? Fahren Sie bei nichtigen Anlässen so richtig aus der Haut?

5. Geht Ihnen beim Treppensteigen schon nach zwei, drei Stockwerken die Puste aus?
6. Sind Sie oft traurig und antriebslos, ohne daß ein echter Grund vorliegt?
7. Sind Sie häufig (mehrmals im Jahr) erkältet?
8. Spüren Sie manchmal Unruhe oder Beklemmung im Bereich des Herzens, ohne daß Sie einen Grund kennen?
9. Rauchen Sie?
10. Haben Sie oft kalte Hände oder Füße?
11. Vergessen Sie öfter Namen?
12. Geschieht es manchmal, daß Sie etwas dringend erledigen wollten und plötzlich nicht mehr wissen, was es war?
13. Fällt es Ihnen schwer, beim Essen oder Trinken Maß zu halten?
14. Ernähren Sie sich überwiegend von Fast food ?
15. Haben Sie Gelenkbeschwerden?
16. Leiden Sie bei längerem Gehen unter Krämpfen in den Unterschenkeln?
17. Verspüren Sie Schwindelgefühle, Ohrensausen?
18. Hat Ihr Hörvermögen im letzten Jahr nachgelassen?
19. Ist Ihr Sehvermögen im letzten Jahr schlechter geworden?
20. Leiden Sie unter Schlafstörungen?
21. Bewegen Sie sich zuwenig an der frischen Luft, also weniger als zweimal pro Woche mindestens 30 Minuten?

# Kapitel 2: Sauerstoff als Heilmittel

»Sauerstoff ist der Spender des Lebens.«
*Prof. Otto Warburg*

Sauerstoff als Mittel zur Behandlung von Krankheiten und zur Vorbeugung ist bis heute leider keine Selbstverständlichkeit. In der Notfallmedizin hat die Gabe von Sauerstoff schon seit langem ihren Sinn und Zweck. Sauerstoff hat schon unzähligen Menschen das Leben gerettet. Nicht umsonst werden Schwerkranke nach einem operativen Eingriff zunächst einmal ausgiebig mit Sauerstoff versorgt. In fast jeder Krankenhausstation befindet sich neben dem Bett ein $O_2$-Anschluß.

**$O_2$ in der Intensivmedizin**

Die Gabe von Sauerstoff wurde früher nur zu intensivmedizinischen Zwecken genutzt. Die Medizin erwartete vom Sauerstoff keine weiteren positiven Einflüsse, auch nicht auf den Energiestatus. Erst nach und nach nahm die Akzeptanz zu – bei den Ärzten und vor allem bei den Patienten. Ein Grund: Jahrelange Forschungen hatten zweifelsfrei ergeben, daß die Sauerstofftherapie eine solide Basis hat. Dem Dresdner Forscher Prof. Manfred von Ardenne verdanken wir unter anderem die Erkenntnis, daß es möglich ist, durch die Zufuhr von zusätzlichem Sauerstoff den gesamten energetischen Status des Menschen zu heben – und ihm damit auch Leistungs- und Energiereserven zu schaffen.

> Mit Sauerstoff, fachkundig angewendet, können wir dem Alterungsprozeß erfolgreich entgegenwirken. Wir können die vielen negativen Folgen, die einfach das steigende Lebensalter mit sich bringt, mildern. Wir können die gesamte körperliche und seelische Belastung, der wir im Laufe unseres Lebens standhalten müssen, den Streß und unsere oft ungesunde Lebensweise besser ausgleichen und abfedern.

Ziel der Anwendung von Sauerstoff ist es, die Gesundheit zu erhalten oder zu verbessern, die Regenerationsfähigeit unseres Körpers zu steigern, die Widerstandsfähigkeit gegen Krankheiten zu heben. Allerdings dürfen wir Sauerstoff nicht als Allheilmittel betrachten. Die Anwendung darf keineswegs wahllos, sondern ausschließlich unter ärztlicher Anleitung erfolgen. Der Arzt muß die fachkundigen Indikationen stellen, mögliche Risikofaktoren ausschließen. Sauerstoff ist ein Medikament, dessen Anwendung in die Hände des Fachmanns gehört. Es sollte kein Mittel zur Selbstmedikation sein.

**!** Hüten Sie sich bitte vor Instituten, die nicht unter ärztlicher Leitung stehen und Sauerstofftherapien anbieten. Die »Sauerstoff-Studios« oder gar »Sauerstoff-Bars« schießen wie Pilze aus dem Boden, werben mit schicken Prospekten und verabreichen Sauerstoff auf »Zehnerkarte«. Solche unsachgemäßen $O_2$-Anwendungen bringen Ihnen keinen therapeutischen Nutzen. Der einzige, der davon profitiert, ist der Betreiber des »Instituts«.

Über seriöse Anbieter der Sauerstofftherapie (niedergelassene Ärzte, Kliniken) informiert Sie am besten die Ärztegesellschaft für Sauerstoff-Mehrschritt-Therapie in Hamburg (Adresse im Anhang).

Jeder Sauerstofftherapie sollte ein Gesundheits-Check-up vorausgehen, bei dem die Funktionen von Herz, Kreislauf und Lungen überprüft werden, ergänzt durch eine Laboruntersuchung der wichtigsten Gesundheits-Richtwerte.

**Risiken und Kontraindikationen**

Risiken könnte die Sauerstofftherapie haben bei Erkrankungen mit stark eingeschränkter Lungenfunktion, bei Anfallsleiden wie Epilepsie, bei Schilddrüsenkrankheiten wie auch einigen Erkrankungen des Immunsystems. Bei der hämatogenen Oxydationstherapie gelten als Kontraindikationen auch noch eine bekannte Blutungsneigung sowie Magen- und Darmgeschwüre.

Weiterhin sollte von einer Ozontherapie beim akuten Herzinfarkt sowie bei Schwangerschaft abgesehen werden – und natürlich bei Menschen mit einer bekannten Überempfindlichkeit gegen Ozon.

Zu einer Überdosierung oder gar Vergiftung kann es bei sachkundiger Anwendung nicht kommen. Um sich eine Intoxikation mit Sauerstoff zuzuziehen, müßte man ihn schon als reinen Sauerstoff in sehr hoher Konzentration mehr als sechs Stunden täglich über mehrere Tage hinweg inhalieren.

Die wichtigsten Punkte bleiben die sachgemäße und fachkundige Durchführung der Therapie und das vorherige kritische Abwägen von Nutzen und Risiken durch ein ausführliches Beratungsgespräch und eine eingehende körperliche Untersuchung.

Was macht den Sauerstoff einzigartig? Er ist universell wirksam, und er ist praktisch universell einsetzbar. Sauerstoff, den die Menschen 1771 erstmals naturwissenschaftlich identifizierten, ist bei normaler Temperatur ein Gas. Es ist farblos, geruchlos und geschmacksneutral (Atomgewicht 15,9994, Schmelzpunkt 218,4 °C,

Siedepunkt –183 °C ). $O_2$ kommt in der Natur in der Luft, im Wasser, in jeder lebenden Materie vor. Für technische Zwecke wird Sauerstoff durch Luftverflüssigung hergestellt. Für medizinische Zwecke muß das so gewonnene Gas noch auf spezielle Weise gereinigt werden.

Die Behandlung, die Art der Sauerstofftherapie und die Dauer der Anwendung müssen dem Beschwerdebild angepaßt werden. Nicht jede Form der Sauerstoffapplikation ist für jede Art von Beschwerden sinnvoll. Manchmal empfiehlt es sich, bei verschiedenen Erkrankungen eine Art der Sauerstofftherapie mit einer anderen Form der Anwendung zu kombinieren (siehe auch Kapitel. 4). Erst die richtige Form und Zusammenstellung der Therapie, sowohl von der Dosierung als auch von der Dauer her, ist eine Garantie für den Erfolg.

Sauerstoff als wichtigster Lieferant der Energie für den menschlichen Körper für alle Stoffwechselvorgänge ist wie gesagt ein Gas. In dieser Form kann $O_2$ dem Körper über die Atmung zugeführt werden. Nun ist es aber ein großer Unterschied, ob man den in der normalen Atemluft enthaltenen Sauerstoff einatmet oder aber Sauerstoff in konzentrierter oder gar aktivierter Form. Auch der Druck, unter dem wir Sauerstoff verabreicht bekommen, ist von Bedeutung.

Bei den Arten der inhalativen Sauerstofftherapie, bei denen der Sauerstoff also zum Einatmen verabreicht wird, gelangt medizinisch reiner Sauerstoff zum Einsatz. Er wird in Sauerstoffflaschen oder Tanks geliefert oder aus sogenannten Konzentratoren, speziellen Geräten, die den in der Luft enthaltenen Sauerstoff filtern und ihn konzentrieren. Eingeatmet wird nicht der reine Sauerstoff, sondern ein Sauerstoff-Luft-Gemisch mit einem sehr hohen Sauerstoffanteil – von 75 bis 96 Prozent.

Konzentratoren

## Die Sauerstoff-Mehrschritt-Therapie – SMT

Die bekannteste und am weitesten verbreitete Methode der inhalativen Sauerstoffanwendung ist die Sauerstoff-Mehrschritt-Therapie. Wie der Name schon sagt, besteht sie aus mehreren Schritten:

- der Verabreichung von Vitaminen und Mineralstoffen,
- der Inhalation von Sauerstoff,
- einer Bewegungsphase.

Der Begründer dieser Anwendungsart ist Prof. Manfred von Ardenne. Das Verfahren wurde jedoch von verschiedenen anderen Therapeuten im Laufe der Zeit auch abgewandelt. Der Physiker Manfred Baron von Ardenne lebte von 1907 bis 1997. Einer seiner Leitsätze lautete: »Sauerstoff ist das Elixier des Lebens.« Der Wissenschaftler galt als einer der letzten Universalgelehrten Deutschlands: Er veröffentlichte über 30 wissenschaftliche Bücher und hielt rund 600 Patente. Mit seinen Erfindungen war er ein Wegbereiter für Rundfunk und Fernsehen. Für die Lungendiagnostik erfand er ein Spezialgerät. Auch das erste Raster-Elektronenmikroskop entstand in Ardennes Labor.

Von 1955 an leitete Ardenne in Dresden ein privates Forschungsinstitut für Ionen- und Kernphysik sowie für Biomedizin. Mit rund 500 Mitarbeitern war das Institut bis zur Wiedervereinigung 1990 das »größte Privatunternehmen der DDR«. Die Medizin war ein Schwerpunkt seiner Forschungsaktivitäten. Seit den 60er Jahren beschäftigte sich Ardenne mit der sogenannten systemischen Krebs-Mehrschritt-Therapie (sKMT). Sein Ansatz: Krebszellen sollen durch eine Kombination aus Überwärmung des Organismus, Sauerstoffanreicherung und Überzuckerung des Blutes bekämpft werden. Dieses Verfahren war und ist allerdings heftig umstritten.

sKMT

Die von ihm kreierte SMT nutzte Manfred von Ardenne auch für sich selbst – er absolvierte sie regelmäßig zweimal pro Jahr. Diese Therapie nannte er als einen der Gründe, die ihm Aktivität bis ins hohe Alter ermöglichten. »Ich bin ja eigentlich seit 25 Jahren im Ruhestand, aber für mich wäre das eine schreckliche Strafe, nicht zu arbeiten«, bekannte der Physiker noch an seinem 90. Geburtstag. Bis kurz vor seinem Tod im Mai 1997 zeigte sich der 90jährige vital und hellwach.

Erst von Ardenne entdeckte 1977 und 1982 die Einflüsse des Sauerstoffs auf den Energiehaushalt. In Abhängigkeit von der Dosierung und Anwendungsdauer sowie der gleichzeitigen Gabe unterstützender Substanzen – Vitamine – wurde eine länger anhaltende Verbesserung oder Anhebung des Energiestatus gemessen. Nur diese Arten der Sauerstoffanwendung, die eine länger anhaltende Wirkung haben, dürfen den Namen Mehrschritt-Therapie tragen.

## *Die Therapie im einzelnen*

*Der 1. Schritt:* Unmittelbar vor der Gabe – höchstens 30 Minuten vorher – erhält der Patient eine Vitamin-Mineralstoff-Mischung aus den Vitaminen C, $B_1$ und Magnesium. Manche Therapeuten haben auch dies abgewandelt, je nach ihren persönlichen Erfahrungen. Auch wird zusätzlich die Gabe von Natrium-Panganat empfohlen. Zweck der Einnahme eines solchen Cocktails ist es, die $O_2$-Aufnahme im Körper zu optimieren, den Körper also sauerstoffaufnahmefähiger zu machen.

*Der 2. Schritt:* Nach Einnahme der Mischung erfolgt die eigentliche Gabe von Sauerstoff – die Inhalation. Der Patient atmet über eine Maske ein Sauerstoff-Luft-Gemisch ein. Manche Therapeuten praktizieren auch die Einatmung über eine Nasensonde und nicht über die Maske, jedoch hat sich letzteres immer weiter durchgesetzt.

**Über Maske oder Nasensonde**

Die Einatmung von Sauerstoff sollte auf völlig natürliche, ruhige, entspannte Art erfolgen. Der Patient soll darauf hingewiesen werden, nicht forciert oder besonders tief zu atmen. Dabei gelangt nämlich nicht mehr Sauerstoff in den Körper, sondern dem Patienten kann eher schwindlig werden.

Die Inhalation dauert unterschiedlich lange. In der ursprünglichen Form beträgt die Dauer einer solchen Sitzung zwei Stunden. Verwendet man ionisierten Sauerstoff, der durch Beimengung von Ionen aktiviert wurde, so reduziert sich die Inhalationsdauer auf 20 Minuten.

Auch die Dosierung des Sauerstoffs ist von Bedeutung. Bei der in Ruhe erfolgenden Einatmung über die Dauer von zwei Stunden beträgt die Dosierung etwa vier Liter pro Minute. Bei besonders empfindlichen Patienten oder Patienten in sehr schlechter körperlicher Verfassung, aber auch bei bekannten bestehenden Ventilationsstörungen der Lunge wird diese Dosierung reduziert, dem Zustand und der Verträglichkeit des einzelnen angepaßt.

*Die Sauerstoff-Inhalation*

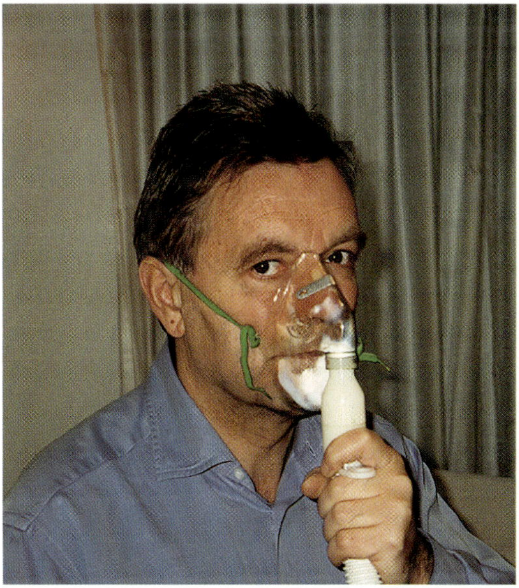

Es empfiehlt sich, bei der Inhalation bequem zu sitzen und sich, wenn möglich, mit geistiger Arbeit zu beschäftigen – also ein Buch zu lesen oder Kreuzworträtsel zu lösen. Dies regt das Gehirn zu vermehrter

Tätigkeit an, wobei es mehr Blut – also auch mehr Sauerstoff – verlangt. Während der Inhalation kann der Patient hin und wieder aufstehen, ein paar Schritte gehen oder ein paar Kniebeugen machen. So wird der Effekt der Atemtherapie verbessert.

Anzahl der Sitzungen

Diese Sauerstoffinhalationen sollten täglich erfolgen. Ardenne selbst empfahl insgesamt 36 Stunden Anwendung von Sauerstoff innerhalb eines Therapiezyklus. Man atmet also über drei Wochen hinweg sechs Tage pro Woche jeweils zwei Stunden lang $O_2$ ein. Dies ist jedoch fast nur in speziellen Kliniken möglich. Aber Studien haben ergeben, daß der gleiche therapeutische Effekt auch durch Inhalationen an nur fünf Tagen pro Woche mit einer zweitägigen Pause am Wochenende erreicht wird. Insgesamt sind dies dann nur 15 Sitzungen. Weniger sollten es allerdings nicht sein.

Wird die Therapie in einer ambulanten Praxis, also von einem niedergelassenen Arzt, durchgeführt, erfordert sie eine große Bereitschaft zur Mitarbeit seitens des Patienten. Manche Ärzte führen die Behandlungen auch nur an jedem zweiten Tag in der Woche durch. Bei der Einnahme von ionisiertem Sauerstoff genügen auch solche vereinzelten Sitzungen, um einen therapeutischen Effekt sicherzustellen. Für die Anwendung von normalem, nichtionisiertem Sauerstoff liegen dafür noch keine Ergebnisse vor.

Einige Therapeuten machen auch sogenannte Intensivkuren, wobei der Sauerstoff unter gleichzeitiger intensiver körperlicher Bewegung verabreicht wird. Hier reduziert sich die Inhalationsdauer auf nur 15 Minuten täglich; allerdings muß der Sauerstoff in einer wesentlich höheren Konzentration verabreicht werden, nämlich 20 bis 30 Liter pro Minute. Die Voraussetzung hierfür ist eine sehr gute körperliche Verfassung des einzelnen Patienten. Dieser sollte vorher gründlich ärztlich untersucht werden, damit der Grad seiner körperlichen Belastbarkeit genau festgelegt werden kann.

*Bewegungsphase auf dem Ergometer*

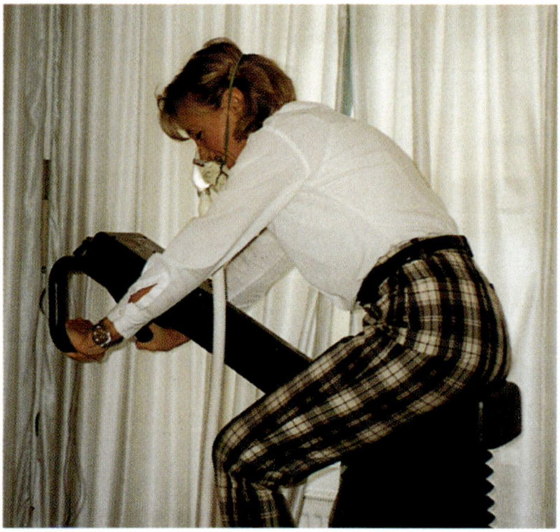

*Der 3. Schritt:* Der letze Schritt besteht aus einer Bewegungsphase. Durch die Einatmung von Sauerstoff wurde der Körper mit

Sauerstoff angereichert, jetzt sollte man den Körper anregen, den Sauerstoff auch vermehrt zu nutzen. Diese Phase kann als Betätigung direkt im Anschluß an die Einatmung von Sauerstoff auf einem Fahrrad oder Ergometer folgen, für weniger Leistungsfähige aber auch nur aus einem flotten Spaziergang bestehen.

Ein erster therapeutischer Effekt der SMT zeigt sich bereits nach einer Woche (fünf Sitzungen vorausgesetzt). Um den Effekt jedoch stabil und dauerhaft zu machen, sind drei Wochen Therapie erforderlich. Dann kann der Patient davon ausgehen, daß sich seine persönliche Sauerstoffbilanz für rund ein Jahr nachhaltig verbessert hat. Nach einem Jahr ist eine Wiederholung angezeigt, um den Effekt aufzufrischen. Wird der Patient während dieses Jahres allerdings massivem Streß ausgesetzt, ob durch einen Schicksalsschlag oder eine schwere Operation, sollte schon früher an eine erneute SMT gedacht werden.

**Auffrischungen**

## Therapie mit ionisiertem Sauerstoff

Schon seit über 200 Jahren versucht man, herauszufinden, welche Einflüsse die uns umgebenden positiv und negativ geladenen Teilchen – die Ionen – auf das menschliche Wohlbefinden haben. Dabei geht man von der Tatsache aus, daß die Erdoberfläche negativ geladen ist und die Luft positiv und dadurch ein luftelektrisches Feld zwischen der Oberfläche der Erde und der Ionosphäre, die etwa 60 km über der Erde beginnt, entsteht.

Die Luft wird auf verschiedene Arten ionisiert – mit Ionen versehen. Die Atmosphäre lädt sich durch Blitzentladungen auf wie auch durch Strahlungen radioaktiver Substanzen, die in der Erde ihre Quelle haben. Auch die Strahlung der Sonne oder andere Höhenstrahlungen aus dem Weltraum spielen dabei eine Rolle. So schwankt die Ionendichte unserer Luft ständig.

Die Basis der Forschungsergebnisse, zu denen Wissenschaftler zu Beginn unseres Jahrhunderts gelangten, war, daß Menschen sehr empfindlich auf Witterungseinflüsse reagieren und bestimmte Krankheiten sich bei Witterungsumschwüngen verschlimmern – wie z. B. rheumatische Erkrankungen. Damals erzielte man erste Behandlungserfolge bei rheumatischen Erkrankungen, erhöhtem Blutdruck und anderen Krankheiten des Herz-Kreislauf-Systems.

Erste therapeutische Versuche erfolgten mit Raumluft, die künstlich mit Ionen angereichert wurde. Sie wurden von Dr. Oskar Hieber 1957 durchgeführt. In seinen Forschungsarbeiten stellte er fest, daß reiner Sauerstoff erst durch die aktivierende Wirkung der Ionen richtig für den Körper nutzbar gemacht werde.

Die Sauerstoff-Ionisierungstherapie basiert einerseits auf der Sauerstoff-Mehrschritt-Therapie nach Ardenne, andererseits auf dem aktivierenden Effekt der Ionen. Die Behandlung macht sich diesen aktivierenden Effekt zunutze, wobei spezielle Ionisationsgeräte konstruiert wurden, die den Sauerstoff mit Ionen aufladen können. So wird dieser für den Körper besser und schneller nutzbar. Gegenüber der konventionellen Art der Sauerstofftherapie hat dies den Vorteil, daß die Behandlungseffekte in kürzerer Zeit zu erzielen sind. Die Behandlungsdauer reduziert sich, denn die Inhalationen müssen nicht über zwei Stunden durchgeführt werden, sondern nur über 20 Minuten. Dazu kommt noch der positive Effekt der Ionisierung als solcher, der einen zusätzlichen allgemein regulativen Effekt auf den ganzen Körper hat.

Bei der Sauerstoff-Ionisierungstherapie sollten die Behandlungen ebenfalls möglichst täglich erfolgen; doch Studien belegen, daß auch schon zwei bis dreimal wöchentlich durchgeführte Sitzungen einen entsprechenden therapeutischen Erfolg bringen. Die Inhalationsdauer reduziert sich im Gegensatz zu der Inhalation von reinem Sauerstoff auf wie gesagt nur 20 Minuten. Die Anzahl der Sitzungen eines kompletten Zyklus sollte jedoch 18 betragen.

Es sollte nicht behandelt werden bei akuten Infektionskrankheiten und chronischen Lungenerkrankungen. Auch hier sollte vor der Sitzung die Einnahme eines Sauerstoff-Cocktails erfolgen, um die Verwertung des Sauerstoffs im Körper zu optimieren. Dies ist jedoch von Therapeut zu Therapeut verschieden.

## Sauerstoff-Regeneration

Unter der Sauerstoff-Regeneration versteht man die Kombination einer Sauerstoffinhalation mit einer Inhalationstherapie mit intermittierend positivem Beatmungsdruck (IPPB = intermittent positive pressure breathing). Dies empfiehlt sich bei Funktionsstörungen der Lunge, bei denen die Belüftung der Lungenbläschen nicht ausreichend ist. Dadurch ist der Austritt von $CO_2$ gestört, und es kommt zu einer Übersäuerung. Weiterhin kommt es zu einem lokalen Druckanstieg im Bereich der Lungenkapillaren und zu einem Druckanstieg innerhalb der gesamten Lunge. So wird der Vorgang der Diffusion bei der Sauerstoffaufnahme gestört, ebenso die Durchblutung in den kleinen Lungenkapillaren.

Diese Störung läßt sich jedoch umkehren, wenn man die Lungenbläschen rechtzeitig genügend belüftet. Dann sinkt der Gehalt an $CO_2$ in den Lungenbläschen, und die Übersäuerung geht zurück. Folglich verbessert sich die Durchblutung in den Lungengefäßen, und der Überdruck im Bereich der gesamten Lunge nimmt ebenfalls ab.

Bei Asthma und Bronchitis

Die Sauerstoff-Regeneration empfiehlt sich bei verschiedenen Lungenerkrankungen, wie z. B. chronischer Bronchitis oder Asthma. Ergänzt wird diese Therapie durch eine Atembehandlung und das Einbringen sekretolytischer Substanzen direkt in die Lunge.

## Hämatogene Oxydationstherapie – HOT

Die Hämatogene Oxydationstherapie (HOT) ist eigentlich keine Sauerstofftherapie im engeren Sinne. Diese Behandlungsform eignet sich aber sehr gut in Kombination mit der Sauerstofftherapie, um deren Wirksamkeit zu verbessern. Der wesentliche Faktor für die Wirksamkeit dieser Therapie ist die Bestrahlung des Blutes mit ultraviolettem Licht (UV-Licht) bestimmter Wellenlänge.

Schon im vorigen Jahrhundert entdeckte der deutsche Physiker und Chemiker Johann Wilhelm Ritter die chemische Wirksamkeit von ultraviolettem Licht. 1877 wurde festgestellt, daß diese Strahlen auch eine keimtötende Wirkung haben. 1922 fand man an der Charité in Berlin durch Tierversuche heraus, daß es durch eine extrakorporale (also außerhalb des Körpers stattfindende) Bestrahlung des Blutes zu einer Erhöhung der Anzahl von roten und weißen Blutkörperchen kommt. In den USA wurde 1925 das erste Gerät konstruiert, um eine solche extrakorporale Bestrahlung durchzuführen. In den 30er Jahren behandelte man erstmals Patienten mit Sepsis (Blutvergiftung) erfolgreich auf diese Weise. Dann wurde in den USA von 1940 bzw. 1960 die American Blood Irradiation Society gegründet.

Doch auch in Europa machte man entsprechende Fortschritte. So wurde in der damaligen UdSSR ebenfalls UV-bestrahltes Blut zur Behandlung von Patienten mit Sepsis und Durchblutungsstörungen eingesetzt. Der Österreicher Wennig stellte in den 50er Jahren eine Veränderung der Fließeigenschaften des Blutes durch die Bestrahlung fest.

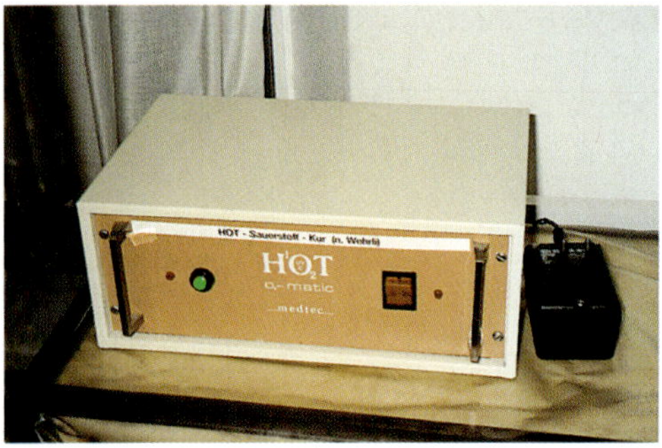


*Gerät zur Durchführung der »Hämatogenen Oxydationstherapie« nach Wehrli*

Doch der eigentliche Begründer der HOT, wie wir sie heute kennen und anwenden, war der Schweizer Federico Wehrli. Er widmete praktisch sein ganzes Leben der Erforschung der HOT: Seit 1925 beschäftigte er sich bereits mit der Grundlagenforschung dieser Therapie. Auf einem Ärztekongreß in Karlsruhe stellte er 1957 sein für diese Therapie konstruiertes Gerät vor. Es handelte sich um ein Gerät, in dem das Blut durch Quarzröhren geleitet und dabei mit UV-Licht bestrahlt wurde. 1957 wurde auch die Ärztliche Arbeitsgemeinschaft für HOT gegründet, die später in die Internationale Ärztliche Arbeitsgemeinschaft für HOT umbenannt wurde.

## *Wie erfolgt die Behandlung?*

*Blutentnahme aus der Vene*

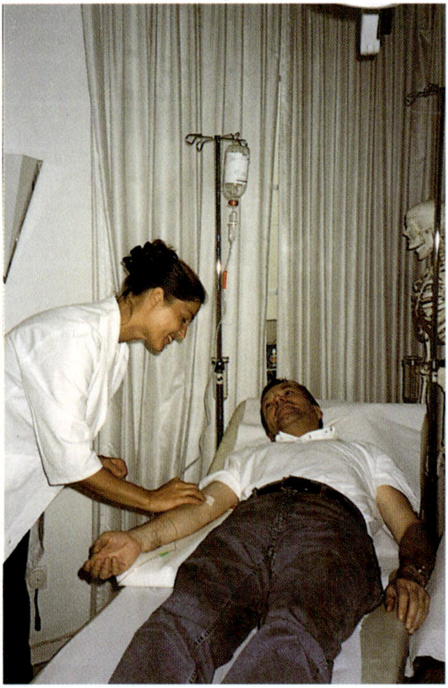

Bei dieser Therapie werden dem Patienten 50 bis 100 ml Blut aus der Vene entnommen. Anschließend wird das Blut mit einem gerinnungshemmenden Mittel versetzt und mit ultraviolettem Licht einer bestimmten Wellenlänge (Lambda = 253,7 nm, UVC-Bestrahlung) bestrahlt. Es kann auch zusätzlich mit Sauerstoff – nicht mit Ozon – versetzt bzw. aufgeschäumt werden. Dies geschieht, um die Oberfläche des Blutes zu vergrößern. Es ist jedoch kein Muß, um überhaupt einen therapeutischen Effekt bei dieser Behandlung zu erzielen. Das Blut kann auch nur mit ultraviolettem Licht bestrahlt werden. Das nennt man dann UVB = Ultraviolette Bestrahlung des Eigenblutes. Danach wird das Blut dem Patienten wieder zurückinfundiert. Durch die Bestrahlung des Blutes entstehen im Blut aktivierte Sauerstoffverbindungen, die auf verschiedene Art ihre Aktivität im Stoffwechsel zeigen.

Es ist wichtig, darauf zu achten, daß während der Durchführung dieser Therapie keine Einnahme von antioxydativ wirkenden Substanzen (wie z. B. hohen Dosen Vitamin E) erfolgt, da diese einen Teil des therapeutischen Effekts aufheben.

## *Der Wirkmechanismus der HOT*

- bakterizider und viruzider Effekt,
- Steigerung der Leukozytenzahl und der Phagozytoseaktivierung,
- Beeinflussung der humoralen Immunität im Sinne einer Normalisierung,
- Verbesserung der Sauerstoffnutzung im Gewebe,
- Senkung des Harnsäurespiegels im Serum,
- Beeinflussung der Gerinnung durch Freisetzung von Heparin bis zur weitgehenden Normalisierung der gerinnungshemmenden Faktoren und Verbesserung der Mikrozirkulation durch Senkung der relativen Scheinviskosität des Blutes und des peripheren Widerstands.

Die HOT führt also zu einer verbesserten Fließfähigkeit des Blutes und zur Normalisierung des peripheren Widerstands.

**HOT-Indikationen**

Wann empfiehlt es sich, eine HOT durchzuführen? Da die HOT in erster Linie die Mikrozirkulation verbessert, ist sie vor allem bei allen Formen von Durchblutungsstörungen im Bereich der Arme und Beine, des Kopfes und der Sinnesorgane oder des Herzens das Mittel der Wahl. Weiterhin wirkt sie sich sehr positiv auf bestehende Fettstoffwechselstörungen aus. Erhöhte Cholesterinspiegel werden gesenkt wie auch erhöhte Triglyceridwerte. Auch erhöhte Harnsäurewerte werden sehr günstig beeinflußt.

Venöse Durchblutungsstörungen, Zustände nach Thrombosen der Beinvenen, auch das Ulcus cruris oder das »offene Bein« sprechen sehr gut auf diese Therapie an. Degenerative Lebererkrankungen, Schädigungen der Leber durch eine toxische Hepatitis und die Fettleber gehören ebenso zu den Indikationen für eine HOT.

Sehr gute Behandlungserfolge ließen sich bei Migräne nachweisen. Auch erhöhte Blutzuckerspiegel (beim Typ-II-Diabetes) wie auch die Folgen des Diabetes mellitus, etwa bestehende Mikrozirkulationsstörungen oder eine Polyneuropathie, reagieren gut auf diese Art der Therapie.

Bemerkenswerte, durch klinische Studien verifizierte Ergebnisse liegen auch für die Behandlung der zerebrovaskulären Insuffizienz (beginnender Hirnleistungsstörungen im Alter) vor. Hier hat sich das Verfahren sehr positiv auf die Hirnleistung im Sinne einer Steigerung der visuellen und verbalen Merkfähigkeit sowie des Langzeitgedächtnisses, der Lernfähigkeit, der Konzentration und der Umstellfähigkeit ausgewirkt.

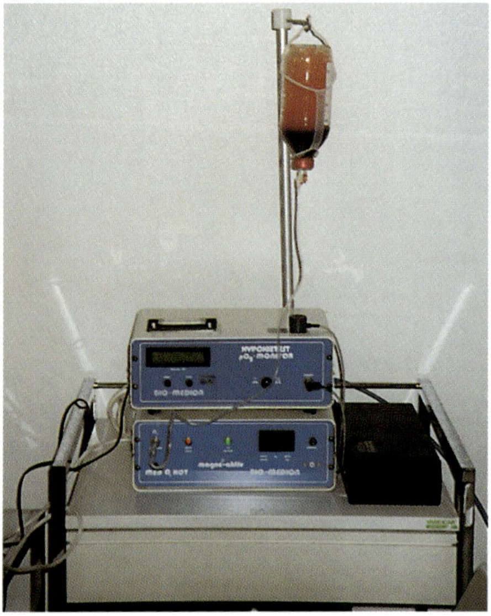

*Das Blut des Patienten wird behandelt*

Degenerative Veränderungen am Augenhintergrund, wie man sie bei der Zuckerkrankheit oder erhöhtem Blutdruck sieht, sind ebenfalls hier aufzuzählen. Nicht zuletzt ist eine ganz wichtige Indikation der HOT die Zusatzbehandlung bei Krebstherapien, also neben einer stattfindenden Strahlen- oder Chemotherapie. Durch die regenerative und immunsteigernde Wirkung der HOT wird die Verträglichkeit dieser doch sehr invasiven Behandlungen für den Patienten wesentlich verbessert, insbesondere wenn parallel dazu noch eine Sauerstofftherapie, z. B. die SMT, stattfindet.

Eine große Rolle spielt auch der alleinige regenerative Charakter der HOT, den wir zur Vorbeugung von Erkrankungen verschiedener Art nutzen können, da das Verfahren auch einen ausgeprägten abwehrsteigernden Effekt besitzt. Vor oder nach Operationen oder bei älteren Patienten, um ganz einfach das Allgemeinbefinden zu verbessern, wird die HOT ebenfalls eingesetzt.

## *Wie oft und wie lange soll behandelt werden?*

Es empfiehlt sich generell eine Serie von mindestens sechs bis acht Behandlungen, die je nach Schweregrad der Erkrankung zwei- bis dreimal pro Woche stattfinden sollen. Das heißt im konkreten Fall, daß ein Patient, der an einer Verschlußkrankheit mit deutlicher Verkürzung der Gehstrecke leidet, viel häufiger diese Behandlung verabreicht bekommen sollte als ein anderer, der sie lediglich vorbeugend anwendet.

Auch empfiehlt es sich, bei schweren Krankheitsbildern die Behandlungsserien in relativ kurzen Zeitabständen zu wiederholen. Innerhalb einer Behandlungsserie kann man dann die Zeitabstände von zweimal wöchentlich auf einmal wöchentlich reduzieren, um sich mit der Therapie so auszuschleichen.

Im konkreten Fall heißt es also: Mit drei Behandlungen in der Woche über zwei Wochen hinweg beginnen, danach die Anzahl der Anwendungen auf zwei pro Woche reduzieren, dann bei Bedarf und je nach Befinden des Patienten noch eventuell eine Sitzung wöchentlich für weitere zwei bis drei Wochen durchführen.

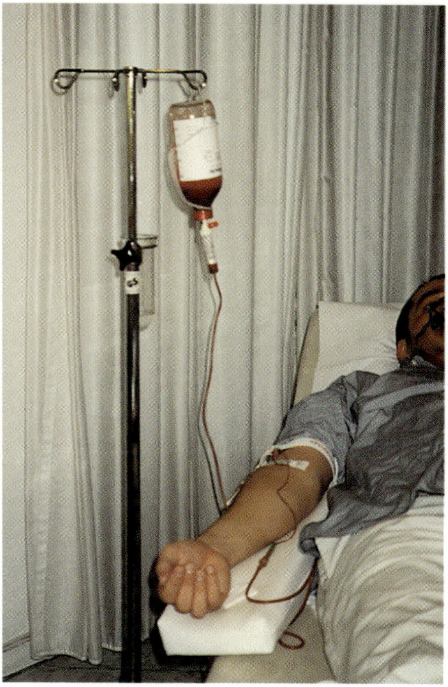

*Das bestrahlte Blut wird in den Blutkreislauf des Patienten zurückgeführt*

Was sind die Auswirkungen der HOT? Durch die Bestrahlung des Blutes bei der HOT bzw. der UVB-Behandlung wird die Durchblutung auf verschiedene Art verbessert. Die Erythrozyten (die roten Blutkörperchen) werden aktiviert, sowohl ihre Beweglichkeit als auch ihr Stoffwechsel bessert sich. Der Stoffwechsel zur Energiebereitstellung in jeder einzelnen Zelle wird aktiviert. Metabolische Vorgänge können rascher und effektiver ablaufen. Der zugeführte Sauerstoff kann besser aufgenommen und genutzt werden. Die gesamte Zellatmung läuft also besser ab. So steigt auch die Sauerstoffversorgung im Gewebe und in den Organen. Deshalb ist auch die Kombination dieser Behandlung mit einer inhalativen Form der Sauerstofftherapie so sinnvoll.

Stärkung des Immunsystems

Weitere positive Effekte auf den Stoffwechsel sind: Senkung erhöhter Cholesterinspiegel, Senkung erhöhter Transaminasenwerte (dies sind Enzyme der Leber zur Entgiftung des Körpers), Senkung erhöhter Blutzuckerspiegel. Nicht zu vergessen sind auch die Auswirkungen auf das Immunsystem. Durch die HOT steigt im Blut die Anzahl und Aktivität der verschiedenen Arten weißer Blutkörperchen, die für die körpereigene Abwehr verantwortlich sind. So wird auch die Anfälligkeit des Körpers gegen Infektionskrankheiten gesenkt. Die gesamten Abwehrkräfte des Organismus werden gestärkt, was zum Beispiel auch den Stellenwert dieser Behandlung bei der adjuvanten (begleitenden) biologischen Krebstherapie erklärt.

Dabei ist es nämlich besonders wichtig, den Körper so zu kräftigen, daß die notwendigerweise aggressiven Heilmethoden der Schulmedizin wie Chemotherapie und Bestrahlungen dem Menschen sowenig wie möglich ausmachen. Führt man parallel zu diesen Therapien auch eine biologische Krebstherapie durch, kann man sehen, daß alle Anwendungen viel besser vertragen werden. Der Patient fühlt sich subjektiv wohler, es finden sich weniger schädliche Auswirkungen auf das Blutbild, der Haarausfall geht zurück, die Anzahl der Neubildungen vermindert sich, die Metastasierung wird eingeschränkt.

## Ozon-Sauerstoff-Therapie

Die »Ozonschicht« und den sommerlichen »Ozonalarm« kennt mittlerweile jeder. Weniger bekannt ist, daß Ozon, fachkundig aufbereitet und angewendet, ein ungefährliches, aber wirkungsvolles Heilmittel ist.

Ozon ist eine aktivierte Form des Sauerstoffs. Es entsteht durch energetische Aktivierung des Sauerstoffs. Dabei entsteht dreiatomiger Sauerstoff $O_3$ = Ozon. Es ist ein farbloses, sehr reaktionsfreudiges Gas mit einem charakteristischen stechenden Geruch. Man kann diesen nach Gewittern oder nach Besonnung unter der Höhensonne wahrnehmen. Ozon ist das stärkste Oxidans, das in der Natur vorkommt. In den unteren Schichten der Atmosphäre, also in Bodennähe, kommt $O_3$ nahezu nicht vor. Doch in etwa 40 km Höhe ist eine 2 bis 3 mm dicke Ozonschicht vorhanden. Sie entsteht durch Umwandlung des Sauerstoffs aus der Atmosphäre unter Einwirkung ultravioletter Strahlung. Diese Schicht absorbiert einen Teil der lebensbedrohlichen kosmischen Strahlen und schützt so den Planeten Erde.

Erstmals wurde Ozon 1840 von dem Physiker Schönbein beschrieben. Er entdeckte ein Gas, das aus der Luft durch elektrische Funken entstand. Auf elektrischem Wege wurde Ozon im Jahre 1857 durch Werner von Siemens hergestellt. Der Leipziger Chirurg Peyr beschäftigte sich in den 30er Jahren unseres Jahrhunderts mit Ozon. Ihm gelang es, $O_3$ aus Sauerstoff und nicht aus der Luft herzustellen. Dieses Ozon hat den Vorteil, daß es nicht giftig ist, weil es keine giftigen Stickstoffverbindungen (Stickoxyde) enthält. Diese entstehen nur durch Reaktionen mit dem in der Luft enthaltenen giftigen Stickstoff.

**Ozon aus Sauerstoff**

### *Ozon als Heilmittel*

Für die Gewinnung von Ozon zu medizinischen Zwecken stehen zwei Verfahren zur Verfügung: erstens durch Bestrahlung mit ultraviolettem Licht und zweitens durch sogenannte stille elektrische Entladung. Bei der hier beschriebenen Ozon-Sauerstoff-Therapie ist es das zweite Verfahren, dessen wir uns bedienen. Ozon ist, wie schon erwähnt, eine sehr reaktionsfreudige und somit auch sehr instabile Substanz. Es zerfällt nämlich sehr leicht wieder in molekularen Sauerstoff. Daher muß es vor jeder Anwendung »frisch« in einem Ozongenerator hergestellt werden. Dies geschieht, indem ein Sauerstoffstrom innerhalb einer geschlossenen Röhre hohen elektrischen Spannungen ausgesetzt wird. So ist es möglich, eine ganz genau kalkulierte Ozonkonzentration zu erzeugen. Dieses Ozon wird dann mit Sauerstoff vermengt und steht zur Entnahme am Generator bereit. Überschüssiges Ozon gelangt nicht aus dem Gerät nach draußen in die Umgebung, sondern wird innerhalb des geschlossenen Systems wieder in Sauerstoff zurückverwandelt.

Zur Ozon-Sauerstoff-Therapie werden Gemische aus medizinisch reinem Sauerstoff (95 Prozent) und einem Zusatz von 0,05 bis 5 Prozent Ozon verwendet. Der Sauerstoff ist dabei eher eine Art Trägersubstanz für das Ozon. So kommt ihm bei dieser Therapie im therapeutischen Sinne auch keine entscheidende Rolle zu.

Ozon wirkt, abhängig von der angewandten Konzentration, sehr unterschiedlich. In niedrigen Dosen wirkt es aktivierend auf die Stoffwechselvorgänge, in höheren Dosen inaktivierend, in ganz hohen Dosen ist es zerstörend. Die eigentliche Wirkung des Ozons spielt sich an der Oberfläche der roten Blutkörperchen ab. Dort wird eine ganze Kette von chemischen Reaktionen ausgelöst, durch die letztendlich Vorgänge der Zellatmung, also der Energiebereitstellung innerhalb der Zelle, aktiviert werden.

Dies wirkt sich positiv auf die Durchblutung aus, indem die Fließeigenschaften des Blutes verbessert werden – wie auch die Sauerstoffaufnahme und -abgabe und der gesamte Zellstoffwechsel aktiviert werden.

**Hauptindikation Durchblutungsstörung**

Es leuchtet ein, daß die Hauptindikationen der Ozontherapie bei der Behandlung von Durchblutungsstörungen zu suchen sind. Da Ozon sowohl lokal als auch allgemein wirksam ist, ergeben sich zwei große Bereiche von Anwendungsmöglichkeiten:

*Lokale Anwendungen:* Zu ihnen gehören Beutelbegasungen, Insufflationen (Einbringung von Ozon in den Darm oder in Fisteln), Anwendungen von ozonisiertem Wasser für Spülungen oder von ozonisiertem Olivenöl.

*Allgemeine Anwendungen:* Injektionen von Ozon als Quaddelbehandlung in oder unter die Haut, in den Muskel oder in die Arterie. (Injektionen von $O_3$ in die Vene, wie es bei vielen Medikamenten üblich ist, sind mit starken Nebenwirkungen verbunden und sollten aus diesem Grund nicht durchgeführt werden.) Auch Injektionen in das Gelenk sind gebräuchlich. Zu den allgemeinen Anwendungen zählen ferner die Blutbehandlungen, das Verabreichen von Ozon über das Blut. Hier unterscheiden wir die kleine und die große Eigenblutbehandlung.

Bei der *kleinen Eigenblutbehandlung* werden aus einer Vene etwa 5 bis 10 ml Blut entnommen und dieses anschließend mit ca. 10 ml Ozon-Sauerstoff versetzt. Danach wird dieses aufbereitete Blut dem Patienten in den Muskel injiziert, wie eine ganz »normale« Spritze. Die *große Eigenblutbehandlung*, die auch manchmal fälschlicherweise als HOT oder modifizierte HOT bezeichnet wird, läuft folgendermaßen ab: Dem Patienten werden aus einer Vene 50 bis 100 ml Blut entnommen, danach mit einem gerinnungshemmenden Zusatz versehen und mit Ozon-Sauerstoff vermischt. Anschließend wird das Blut dem Patienten wieder in die Vene zurückinfundiert.

## Hyperbare Sauerstofftherapie

Diese Form der Sauerstofftherapie, auch Sauerstoff-Überdruck-Therapie (HBO) genannt, stammt aus der Tauchmedizin. Um das Wirkungsprinzip dieser Behandlung zu verdeutlichen, müssen wir ein wenig ausholen.

Sauerstoff wird den Zellen über die Blutgefäße zugeführt. Im Blut ist er an den roten Blutfarbstoff, das Hämoglobin, gebunden. Doch ein geringer Teil des Sauerstoffs ist auch im Blut gelöst. Gerade dies ist besonders wichtig für den Transport des Sauerstoffs aus den kleinsten Kapillaren in die einzelnen Zellen. Das Blut in den Kapillaren enthält nämlich mehr Sauerstoff als das zu versorgende Gewebe, wo der Sauerstoff ja permanent verbraucht wird.

**!** So entsteht ein Druckgefälle als treibende, rein physikalische Kraft des Sauerstofftransports in die Zellen. Der Sauerstoff kann also aus den Kapillaren, wo sein Druck höher ist, zu den Zellen wandern, wo der $O_2$-Gehalt niedriger ist. Dies geschieht nach einem physikalischen Gesetz, wonach alle Gase das Bestreben haben, sich gleichmäßig auszubreiten.

Liegt nun ein Sauerstoffmangel vor, so reicht dieses Druckgefälle allein nicht aus, um die umliegenden Gewebe ausreichend mit Sauerstoff zu versorgen. Eine logische Folgerung, um dieses Defizit auszugleichen, ist es, die Sauerstoffkonzentration im Blut anzuheben. Dies ist schon möglich durch das Einatmen von reinem Sauerstoff, der konzentrierter ist als der in unserer Atemluft, wo der $O_2$-Anteil nur knapp 21 Prozent beträgt. Aber eine weitere Rolle spielt auch der Druck, unter dem wir den Sauerstoff einatmen. Im Hochgebirge erleidet man eigentlich einen Sauerstoffmangel. Bekanntlich steigt nach längerem Aufenthalt in höhergelegenen Regionen die Anzahl der roten Blutkörperchen, um die Bindungskapazität des Sauerstoffs im Blut zu erhöhen und so den relativen Sauerstoffmangel, der dort herrscht, auszugleichen.

Warum aber herrscht dort ein Sauerstoffmangel, obwohl der Sauerstoffgehalt in der Atemluft eigentlich der gleiche geblieben ist, nämlich 21 Prozent? Was sich in der Höhe verändert hat, ist eben der Luftdruck. Er ist in höhergelegenen Regionen niedriger – und somit ist auch der Teildruck des Sauerstoffs in der Luft niedriger.

Es ist also ganz verständlich, daß man durch einen erhöhten Druck in der Einatemluft auch den Sauerstoffpartialdruck erhöhen kann. (Unter dem Sauerstoffpartialdruck versteht man den Teildruck des Sauerstoffs in der Atemluft wie auch nach dessen physikalischer Lösung im Blut und im Gewebe.) Somit verbessert sich auch das Sauerstoffdruckgefälle. Der Sauerstoff kann leichter und schneller in unterversorgte Gebiete des Körpers eindringen.

Wenn wir beide Größen verbessern – also die Sauerstoffkonzentration und den Sauerstoffdruck –, summiert sich das Ergebnis gewissermaßen. Genau dieses Phänomen macht sich die HBO zunutze. Hier atmet der Patient in einer Überdruckkammer reinen Sauerstoff ein.

Diese Therapie wird in Deutschland und auch weltweit von immer mehr Sauerstoffzentren und Kliniken angeboten. Die Kammer hat mehrere Sitzplätze und erinnert an ein Zugabteil. Sie kann kasten- oder auch röhrenförmig sein. In Japan sind die Kammern zum Teil sehr groß – wie ein Wohnzimmer. Während der Behandlung können die Patienten lesen und/oder Musik hören.

**Kammerfahrten**

Eine Behandlung in einer solchen Kammer wird im Jargon auch Fahrt genannt. Die Patienten steigen ein und nehmen Platz. Jeder Patient hat an seinem Sitzplatz eine Sauerstoffmaske, über die er Sauerstoff einatmen kann. Nach und nach wird der Druck in der Kammer erhöht – auf das 1,5- bis 2,5fache des normalen Luftdrucks.

Eine Fahrt dauert mit dem Auf- und Abbauen des Luftdrucks etwa eine Stunde.

*Die Inneneinrichtung einer HBO-Kammer*

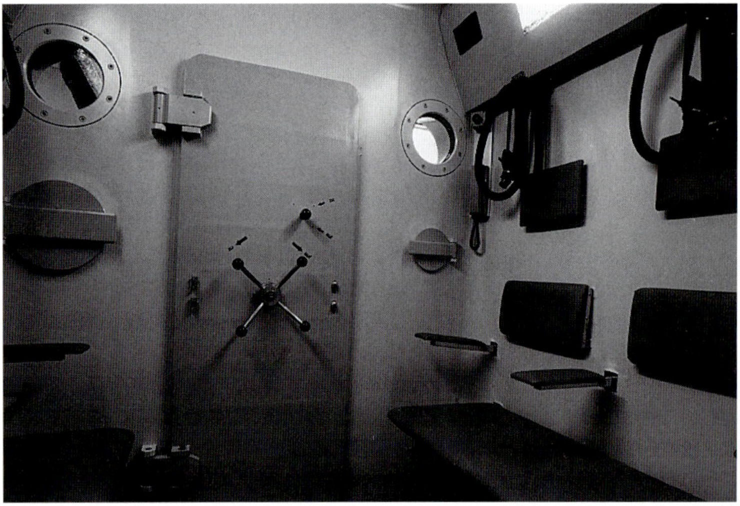

## Oxyvenierung

Hierbei handelt es sich um eine spezielle Behandlungsform mit perlendem Sauerstoff. Sie eignet sich für die Therapie von schweren Durchblutungsstörungen. Besonders fortgeschrittene Durchblutungsstörungen sprechen sehr gut auf diese Form der Sauerstofftherapie an. Sehr sinnvoll ist die Kombination mit der SMT und auch mit einer Serie von HOT-Anwendungen. So werden z. B. in allen Stadien der arteriellen Verschlußkrankheit (AVK) sehr gute Ergebnisse erzielt.

Am wirksamsten ist die Oxyvenierung in den frühen Phasen der Erkrankung – also schon bei ersten Anzeichen von einsetzenden Durchblutungsstörungen, wie Ameisenlaufen, Kribbeln, Taubheitsgefühlen. Aber auch bei fortgeschrittenen Fällen von Durchblutungsstörungen im Bereich der Extremitäten leistet die Oxyvenierung gute Dienste. Es wird berichtet, daß schon manche Amputation so umgangen werden konnte.

Gut kombinierbar

Bei Durchblutungsstörungen im Bereich des Herzens empfiehlt sich ein Therapieversuch mit der Oxyvenierung in Kombination mit der SMT und der HOT. Wie bei peripheren Durchblutungsstörungen ist auch hier die Therapie in den Anfangsphasen der Erkrankung am wirksamsten. Aber sie ist auch in fortgeschrittenen Fällen sinnvoll, wenn z. B. keine Möglichkeit einer Dilatation besteht. Hier kann durch konsequente Behandlung eine Bypass-Operation verhindert werden. Eine beginnende Verschlechterung der Hirndurchblutung läßt sich durch die Oxyvenierung sehr günstig beeinflussen. Dies wirkt auch vorbeugend gegen einen Schlaganfall.

Auch als allgemeine vorbeugende Maßnahme hat die Oxyvenierung einen Platz in der Behandlung. Allgemeine Erschöpfungsanzeichen, Schlafstörungen, depressive Verstimmungszustände und andere unspezifische Verstimmungsanzeichen des Allgemeinbefindens werden sehr positiv beeinflußt.

Wie geht die Behandlung vor sich? Bei der Oxyvenierung wird eine geringe Menge reinen perlenden Sauerstoffs direkt in die Vene oder in den Muskel eingespritzt. Die Menge wird durch ein präzise funktionierendes Gerät genau elektronisch gesteuert. Die Menge des eingeführten Sauerstoffs variiert von Fall zu Fall. Meist liegt sie zwischen 2 und 10 ml, bei Bedarf auch bis zu 30 ml pro Behandlung.

Das Einspritzen in die Vene erfolgt extrem langsam – etwa 0,1 bis 1,0 ml pro Minute. Der Ablauf der Behandlung, die eingespritzte Menge und auch die Geschwindigkeit werden stets dem jeweiligen Krankheitsbild und dem Allgemeinzustand des Patienten angepaßt.

Diese Anwendung birgt, wenn sie fachkundig ausgeführt wird, keinerlei Risiken, auch keine Emboliegefahr. Man nimmt an, daß der Sauerstoff so langsam in die Vene eingebracht wird, daß er sich sofort an das Blut binden kann.

## Fallbeispiel

*Axel H., ein 49jähriger, stark beanspruchter Freiberufler aus Frankfurt am Main, fühlte sich die letzten Jahre ständig matt und überfordert. Vor allem klagte er über seine regelmäßigen Erkältungen, die (ohne Fieber, was für einen gesunden Verlauf spräche) quälend lange dauerten, oft über lange Wochen hin. Sogar im Sommer. Ursache war, so fand der Hausarzt heraus, sein angeschlagenes Immunsystem. Die Zahl der Abwehrzellen gegen Infektionen war erschreckend tief gefallen – wie bei einem HIV-Infizierten. Eine Behandlung mit der SMT, kombiniert mit HOT, brachte erstaunliche Erfolge. Axel H.: »Seitdem bin ich in der kühlen und nassen Jahreszeit zwar auch immer mal wieder erkältet, aber die Erkrankung nimmt einen normalen Verlauf – nach acht Tagen ist es in der Regel ausgestanden.« Außerdem litt Axel H. unter einer gewissen Nachtblindheit und hatte nächtliche Fahrten mit dem Auto vermieden, wo es nur ging. »Plötzlich konnte ich auch nachts wieder besser und schärfer sehen, auch auf der Autobahn.« Gut ein Jahr nach der Behandlung ließ die Wirkung nach, und Axel H. wiederholte die Sauerstofftherapie.*

# 3. Kapitel: Eine Therapie für viele Fälle

»Solange ich atme, hoffe ich.«
*Lat.*

Breite Indikationspalette

Von der Angina pectoris bis zum zentralen Nervensystem, von Bluthochdruck bis Streß, von Entzündungen bis Krebs – die Vielfalt der Indikationen für den Einsatz der Sauerstofftherapie ist beeindruckend. Da die $O_2$-Therapie eine generell vitalisierende Wirkung auf alle Zellen und Organe des Körpers hat, ist es nicht weiter erstaunlich, daß sich daraus so viele Anwendungsmöglichkeiten ergeben. In diesem Kapitel wollen wir die wichtigsten Einsatzgebiete schildern, ohne Anspruch auf Vollständigkeit.

Generell gilt, was auch an anderen Stellen dieses Buches angesprochen wird: Mit zunehmendem Alter sinkt die Sauerstoffaufnahmefähigkeit unseres Körpers. Unser Gefäßsystem ist ein Transportsystem in unserem Körper, das die Aufgabe hat, alle Körperteile über seine Kanäle, die Blutgefäße, mit Sauerstoff und Nährstoffen zu versorgen. Funktioniert diese Versorgung nicht mehr gut, ist die Funktion aller Organe des Körpers beeinträchtigt.

Sauerstoffmangel ist Energiemangel. Ältere und gestreßte Menschen haben einen deutlich niedrigeren Sauerstoffgehalt im Blut. Durch $O_2$-Anwendungen kann dieser wieder deutlich verbessert werden. Dadurch gewinnen die Patienten auch an Energie und Leistungsfähigkeit. Sauerstoff- bzw. Energiemangel schaffen auch die Disposition für die Entstehung von Beschwerden und Krankheiten. Die Zufuhr von zusätzlichem Sauerstoff kann dies erfolgreich verhindern.

## Sauerstoff gegen Streß

Streß: Das Wort ist in aller Munde, doch kaum jemand kennt die genaue Bedeutung. Meist hat es einen negativen Beiklang und wird verbunden mit einem persönlichen Gefühl der Überforderung und Überlastung. Dabei ist Streß lebensnotwendig. Das Wort Streß kommt aus dem Englischen und heißt eigentlich Druck. Geprägt wurde der Ausdruck von dem Streßforscher Dr. Hans Selye, der diesen Begriff 1950 in die Medizin einführte.

**!** Die Definition des Begriffs hat sich im Laufe der Jahre gewandelt. Ursprünglich bedeutete das Wort nur Druck, Anspannung, Belastung und stammte aus der Industrie. Im medizinischen Sinne steht der Begriff heute für jede Reaktion eines Lebewesens auf eine Belastung oder Anforderung.

Es gibt verschiedene Auslöser von Streß und daher auch verschiedene Reaktionen auf diese auslösenden Faktoren. Nur der Mechanismus, der dabei abläuft, ist immer der gleiche. Bei den Streßfaktoren gibt es sowohl gute, angenehme als auch schlechte, unangenehme. Es können Dinge sein, Ereignisse, aber auch physikalische Anforderungen, denen sich der Körper anpassen muß, wie Kälte oder Hitze.

**Eustreß und Distreß**

Wir können daher auch positiven Streß, den sog. Eustreß, vom negativen oder Distreß unterscheiden. Beide stellen jedoch eine Belastung für unseren Körper dar, auf beiderlei Anforderungen muß der Körper entsprechend reagieren, sich anpassen. Die Vorgänge, die dabei ablaufen, werden als Streßmechanismus bezeichnet. Dieser Vorgang läuft als eine automatische Reaktion ab, ohne daß wir ihn willentlich steuern könnten. Er wird von unserem vegetativen Nervensystem gelenkt, das wir nicht bewußt zu beeinflussen vermögen.

Das vegetative Nervensystem besteht aus zwei Teilen – dem Sympathikus und dem Parasympathikus. Die beiden stehen zueinander wie Yin und Yang in der chinesischen Krankheitslehre. Es sind also zwei gegensätzliche Systeme. Dabei hat der Sympathikus eine eher anregende Wirkung, der Parasympathikus dagegen eine eher dämpfende. Bei einem völlig gesunden Organismus, der energetisch perfekt ausgeglichen ist, sollten die beiden im Gleichgewicht stehen.

Das vegetative Nervensystem steuert lebenswichtige Funktionen, wie auch die Reaktionen auf Streß, ohne die wir überhaupt nicht überleben könnten. Die Vorgänge, die dabei ablaufen, haben nur einen Sinn: den Körper in einen Zustand erhöhter Leistungsbereitschaft zu versetzen, damit er den gestellten Anforderungen entsprechen kann. Bei unseren Urahnen waren dies die Reaktionen, um im physischen Sinne zu überleben – kämpfen oder flüchten. Heute machen uns diese Reaktionen, die natürlich seit ewigen Zeiten die gleichen geblieben sind, mobil für den Lebenskampf.

## *Ablauf der Reaktion*

Wie läuft nun dieser Streßmechanismus ab? Der Streßforscher Siedeck bezeichnete diesen Mechanismus als vegetativen Dreitakt, weil es drei typische Phasen sind: In der ersten Phase, der sog. Vorphase, wird die Energie bereitgestellt, um auf den streßauslösenden Faktor zu reagieren. Diese Phase kann unterschiedlich lange dauern. Wir können sie uns beispielsweise vorstellen als die ersten Sekundenbruchteile nach einem Schreck, die Zeit also, bis wir uns der plötzlichen Situation richtig bewußt werden, bis wir anfangen zu schreien. Es kann aber auch eine längere Zeitspanne sein, wie die Erwartung eines schlimmen Ereignisses, die Angst und Anspannung vor einem unangenehmen Termin oder das Lampenfieber vor einem öffentlichen Auftritt.

**Vegetativer Dreitakt**

Die Vorgänge in dieser Phase werden vom Parasympathikus geleitet. Dieser hat, wie gesagt, eine eher beruhigende, dämpfende Wirkung auf unseren Stoffwechsel und unseren Kreislauf. Auf diese Phase folgt die zweite, die sog. Alarmphase. Sie bedeutet die eigentliche Reaktion des Körpers auf den Stressor. Es ist eine Phase der höchsten körperlichen Aktivität. Sie wird vom Sympathikus bestimmt. In dieser Phase werden die Nebennierenhormone Adrenalin und Noradrenalin ausgeschüttet. Sie haben eine aktivierende Wirkung auf unseren Kreislauf, beschleunigen unseren Puls und Herzschlag und lassen unseren Blutdruck steigen. Über die Hypophyse, die Hirnanhangsdrüse, kommt es noch zur Ausschüttung eines weiteren Hormons der Nebenniere, des Hydrocortisons.

Die Anspannung in unserem Körper wächst. In unseren Muskeln werden Reserven von Fett und Zucker mobilisiert – sie sind bereit zum Einsatz; für den Kampf oder die Flucht. In dieser Zeit sind die anderen Körperfunktionen, die nicht dem Kampf oder der Flucht dienen, praktisch lahmgelegt. Man hat keinen Hunger, keinen Drang, die Blase zu entleeren. Alle Funktionen des Verdauungssystems sind stillgelegt.

Die dritte Phase, die nun folgt, ist eine Entspannungsphase und dient der Erholung des Körpers. Alle Funktionen, die auf Hochtouren liefen, gehen nun zurück auf das normale Niveau. Der Herzschlag verlangsamt sich, der Blutdruck sinkt.

Diese Phasen laufen ganz automatisch ab. Sie sind auch aufeinander abgestimmt. Sie haben allesamt den Sinn, in bestimmten Situationen Energiereserven zu mobilisieren und für die entsprechenden Anforderungen bereitzustellen. Sie dienen also eigentlich dem Zweck der Lebenserhaltung.

Unseren Vorfahren diente dieser Mechanismus zum Überleben. Sie kämpften oder flüchteten. Sie bauten dabei die mobilisierte Energie durch körperliche Aktivität ab. Doch was ist mit uns in der heutigen Zeit? In dem uns vorgegebenen zivilisierten Rahmen ist es uns nicht möglich, unsere aufgestaute Energie loszuwerden. Wir können nicht auf unseren Chef losgehen, wenn er uns ärgert, oder einfach davonlaufen. Oder im Stau aus dem Auto steigen und dem Faher vor uns einfach eine kleben (auch wenn wir es gerne täten).

Unser Körper bleibt also bewegungslos – obwohl er zu einer Hochform in seinem Inneren aufgelaufen ist. Die Energie kann nicht abgebaut werden, sie bleibt gewissermaßen in unserem Körper stecken.

**Energiestau**

Die blockierte Energie staut sich, und das hat Folgen. Laut Hans Selye verfügt jeder Mensch über ein gewisses Maß an sog. Adaptationsenergie – meist über Ausschüttungen von lebenswichtigen Hormonen und Neurotransmittern –, die ihm dabei hilft, Streß zu bewältigen. Diese energetischen Reserven werden im Laufe unseres Lebens allmählich erschöpft. Um neue Reserven aufzubauen, braucht der Körper Erholungsphasen – wie die letzte der drei Streßphasen.

## *Streßfolgen und Sauerstoff*

Wenn wir über lange Zeit übermäßigem Streß ausgesetzt sind, überwiegen die ersten zwei Phasen, und die dritte geht praktisch unter. Ständig wird Energie aufgewendet und verbraucht; die energetischen Reserven des Körpers sinken, der Körper hat keine Gelegenheit, neue zu schaffen. Es kommt zu einem Erschöpfungszustand. Es hängt von unseren körpereigenen Energiereserven ab, wann dieser Zeitpunkt eintritt. Nun ist Sauerstoff der Hauptlieferant der Energie für alle Prozesse, die in unserem Körper ablaufen . Daher leuchtet ein, welche Bedeutung er in diesem Zusammenhang hat. Durch die regelmäßige Anwendung von Sauerstoff führen wir dem Körper die nötige Energie zu, um ständig das erforderliche Maß an Adaptationsenergie bereithalten zu können.

Sauerstoff ist damit ein hervorragendes Mittel zur Streßbewältigung und zudem auch eine Substanz, um Verschleißerscheinungen entgegenzuwirken, denn wenn nur ständig Energie verbraucht und nicht ausreichend nachgeliefert wird, verschiebt sich das innere Gleichgewicht. In unserem Körper entstehen mit der Zeit sog. chemische Narben. Diese sind eigentlich für den Alterungsprozeß und alle Abbauprozesse verantwortlich. Die Arteriosklerose schreitet voran, das vegetative Gleichgewicht ist gestört und damit auch die Steuerung lebenswichtiger Funktionen wie des Kreislaufs oder Blutdrucks. Es kommt zu Kreislaufstörungen und einem erhöhten Infarktrisiko.

! Durch die übermäßige Erregung des vegetativen Nervensystems entsteht ein anhaltender Zustand der inneren Anspannung. Dies führt zu einem Stau an Aggressionen, zu nervöser Gereiztheit und zu Schlafstörungen. Auch der Verdauungstrakt leidet unter dem vegetativen Ungleichgewicht. Wir spüren das als Magendrücken, Sodbrennen, Appetitmangel, Verdauungsstörungen wie Durchfall oder Verstopfung.

Wie jemand reagiert und welches Organ von der Störung des vegetativen Gleichgewichts betroffen ist, läßt sich nicht voraussehen. Dies ist von Mensch zu Mensch individuell verschieden. Bei dem einen macht es sich als Bluthochdruck oder als Herzinfarkt bemerkbar. Der andere hingegen entwickelt ein Magengeschwür. Der dritte bekommt einen erhöhten Blutzuckerspiegel oder eine andere Stoffwechselerkrankung. Und wieder andere werden von Ohrensausen (Tinnitus), Gedächtnis- und Konzentrationsschwäche befallen. Im schlimmsten Fall wird die körpereigene Abwehr so geschwächt, daß der Betroffene nicht nur häufiger Grippe bekommt, sondern eine Disposition für Krebs entwickelt. Jeder Mensch hat seine Schwachstelle – einen Locus minoris resistentiae, einen Punkt des geringsten Widerstands.

**Schlimmstenfalls Krebsdisposition**

## Das Immunsystem

Besonders wichtig sind in diesem Zusammenhang die Auswirkungen auf das Immunsystem. Dies ist kein einheitliches Organ, sondern eine Funktionseinheit, die sich aus vielen verschiedenen Organen zusammensetzt. Dazu gehören die Thymusdrüse, die sich hinter dem Brustbein befindet, die Milz, die unter dem linken Rippenbogen liegt, die Tonsillen oder Mandeln im Rachen, aber auch das Knochenmark und der Darm mit seinem lymphatischen System. Auch in unserem Gehirn haben wir Zellen, die der Immunabwehr dienen – die sog. Glia-Zellen. Ebenso gehören das gesamte lymphatische System, alle Lymphknoten und Lymphbahnen, zu unserem Immunsystem.

In diesen verschiedenen Organen werden Zellen gebildet, die für die körpereigene Abwehr zuständig sind. Sie zirkulieren im Körper im Blut und in der Lymphe, die in den Lymphbahnen fließt. Ein Teil dieser Zellen befindet sich jedoch auch in verschiedenen Geweben. Ihre Aufgabe ist jedoch einheitlich. Das Immunsystem schützt den Körper von schädlichen Einflüssen jeder Art. Ob es sich um eingedrungene Mikroorganismen handelt wie Bakterien und Viren, die eine Infektion auslösen können, oder aber um Staubpartikel, die in die Atemwege gelangen oder in ein Gewebe über eine Wunde eingedrungen sind – sie sind alle Fremdkörper, die vom Immunsystem als solche erkannt und eliminiert werden. Doch auch körpereigene entartete Zellen werden von einem gesunden und funktionstüchtigen Immunsystem als solche erkannt und liquidiert. Dies ist der natürliche Schutz des Körpers vor Krebs.

Jede dieser Zellen und Organe hat eine eigene spezielle Funktion. Das Zusammenspiel ist präzise aufeinander abgestimmt. Die genauen Abläufe dieser Vorgänge sind jedoch zumeist bis heute nicht geklärt. Ob ein Immunsystem gut oder schlecht arbeitet, hängt von vielen Faktoren ab. Einerseits ist die genetische Grundausstattung eines jeden Menschen von Bedeutung. Aber auch andere Einflüsse spielen eine Rolle, wie die Ernährung oder auch die Exposition gegenüber schädlichen Stoffen, Chemikalien oder Strahlen.

Genetische Grundausstattung

Auch das Immunsystem wird mit der Zeit müde. Es wird verbraucht durch die Anzahl der Vorerkrankungen. Weiterhin spielt eine große Rolle, in welcher psychischen Verfassung wir uns befinden, wie wir leben, wie wir Erfolg haben, wie wir Akzeptanz und Liebe im Leben erfahren. All das bestimmt unsere Emotionen – und diese stellen einen in uns selbst liegenden Risikofaktor dar.

Das Immunsystem spielt seine Rolle in der Abwehr nicht alleine, sondern in Zusammenarbeit mit dem Nervensystem und dem Hormonsystem unseres Körpers. Die tragende Rolle kommt dabei den Hormonen als Botenstoffen zu. Und gerade ihre Aktivität ist eng verbunden mit unserer geistigen Verfassung.

Ein gutes Immunsystem zu haben bedeutet nicht nur, selten oder nie an Grippe zu erkranken, sondern auch einfach streßstabil zu sein, bedeutet, mühelos über lange Jahre hin allen Anforderungen des Alltags entsprechen zu können. Dazu ist es auch wichtig, den positiven Streß zu berücksichtigen. Denn Streß ist ja an sich nichts Negatives. Er macht uns fit und leistungsstark, besonders eben der positive Streß. Wir sind nie krank, wenn wir frisch verliebt sind. Wir sind nie krank, wenn wir einen tollen neuen Job haben, der uns so richtig Spaß macht. Wir stehen zwar unter Streß, aber einer guten

Art von Streß. Diese wird uns vermittelt durch positive Erlebnisse – Erfolg im Beruf, soziale Anerkennung in der Familie oder in einem Verein, das Gefühl der Akzeptanz, der Liebe und auch durch ein erfülltes Sexualleben.

Halten wir fest: Ein gut funktionierendes Immunsystem ist die Voraussetzung für einen gesunden Körper. Die Immunabwehr kann aber nur gut funktionieren, wenn sie ausreichend mit den lebenswichtigen Substanzen versorgt wird – das sind Sauerstoff und die Nährstoffe.

Damit sprechen wir die wichtige Rolle der Ernährung und der ausreichenden Zufuhr von Vitaminen und Mineralstoffen an (siehe auch Kapitel 5). Mit der richtigen Ernährung und der Versorgung mit Vitalstoffen wird der Körper in die Lage versetzt, sein eigenes Immunsystem zu unterstützen. Besonders in Situationen, in denen das Immunsystem stärker beansprucht wird, wie bei einer Krankheit oder in Zeiten erhöhten Leistungsdrucks, ist dies besonders wichtig.

**Vitamine und Mineralstoffe**

Ohnehin ist der Bedarf an Sauerstoff und zusätzlichen Vitalstoffen in unserer modernen Zivilisation erhöht – weil wir älter werden, ungesund leben, Streß und schädlichen Einflüssen aus der Umwelt ausgesetzt sind, weil wir rauchen oder zuviel trinken.

## Durchblutungsstörungen

! Durchblutungsstörungen können jeden treffen. Sie sind die Ursache einer Vielzahl von Erkrankungen; insbesondere werden die vielzitierten Zivilisationskrankheiten durch Durchblutungsstörungen verursacht. Die bekanntesten davon sind der Herzinfarkt und der Schlaganfall. In Deutschland stehen die Durchblutungsstörungen als Todesursache an erster Stelle.

Wir können davon ausgehen, daß ca. 50 Prozent aller Todesfälle auf Durchblutungsstörungen zurückzuführen sind. Fast 250 000 Bundesbürger sterben jährlich an den Folgen von Durchblutungsstörungen. Auch hinter vielen anderen Krankheiten verbergen sich eigentlich Durchblutungsstörungen. Die Zahl der Erkrankten wird auf über fünf Millionen geschätzt. Deshalb ist es sehr wichtig, auch die ersten Anzeichen ernst zu nehmen, die Störungen früh zu erkennen und zu behandeln.

In der Regel ist der Beginn von Durchblutungsstörungen sehr

Zeitige Diagnose schwierig

schwer zu diagnostizieren. Oft haben sich die Erkrankten damit abgefunden, mit dem Leiden zu leben. Wenn deutliche Anzeichen einer solchen verminderten Durchblutung zu erkennen sind, ist die Krankheit schon chronisch geworden.

Da das Gefäßsystem für die Sauerstoffzufuhr zu den einzelnen Zellen des Körpers verantwortlich ist, bedeuten Durchblutungsstörungen auch letztlich immer Sauerstoffmangel. Durchblutungsstörungen sind immer auch mit einer verminderten Leistungsfähigkeit des betroffenen Organs verbunden. Es gilt, dieses Organ zu schützen, um nicht einen noch größeren Durchblutungsmangel infolge von Überforderung hervorzurufen.

## *Die Rolle des Gefäßsystems*

Das Gefäßsystem transportiert Blut durch den menschlichen Körper. So werden alle Organe mit genügend Sauerstoff und Nährstoffen versorgt, um ihre Funktion optimal erfüllen zu können. Weiterhin werden über das Blut Stoffwechselprodukte entsorgt und der Körper so entgiftet. Dabei unterscheidet man zwei Arten von Gefäßen: Arterien und Venen. Unser Blut wird in der Lungen mit Sauerstoff angereichert und dann vom Herzen über die Arterien zu allen Teilen des Körpers befördert. Arterien, also die Schlagadern, bringen sauerstoffreiches Blut zu den einzelnen Zellen des Körpers. In den Zellen wird der Sauerstoff aufgebraucht, und das Blut fließt als sauerstoffarmes Blut in den Venen zurück zum Herzen und dann zur Lunge, wo es wieder mit Sauerstoff angereichert wird. Dies ist der stetig ablaufende Kreislauf.

Liegt eine Störung im Bereich der Arterien vor, so führt dies zu einer Unterversorgung des entsprechenden Gebiets mit Sauerstoff. Also ist auch die Energiegewinnung der entsprechenden Zellen gefährdet und somit auch ihre Funktionstüchtigkeit.

! Schon eine kurze Unterversorgung mit Sauerstoff kann fatale Folgen nach sich ziehen. Im Gehirn treten bereits nach fünf Sekunden Funktionsstörungen auf, nach 15 Sekunden kann man das Bewußtsein verlieren, und nach drei Minuten können sich bleibende Schäden einstellen.

Sauerstoff zur Lebenserhaltung

Alle zur Lebenserhaltung notwendigen Vorgänge in unserem Körper sind an Sauerstoff gekoppelt. Die Zellen gewinnen ihrer Energie ausschließlich durch die Verstoffwechselung des Sauerstoffs. Sämtliche Prozesse in unserem Körper laufen so ab. Sind die Sauerstoffvorräte aufgebraucht, sind auch die energetischen Reserven aufgebraucht. Alle Prozesse kommen dann zu Stillstand.

Das Tückische an Durchblutungserkrankungen ist, daß viele Menschen schon davon betroffen sind, ohne es zu wissen. Die Anzeichen schleichen sich in das Leben ein, ohne wirklich wahrgenommen zu werden. Oder aber man nimmt sie als allmählich beginnende Alterserscheinungen in Kauf. Die Symptome der Durchblutungserkrankungen sind sehr verschieden, je nachdem, welches Organ erkrankt ist – das Herz, die Gliedmaßen, das Gehirn oder eines unserer Sinnesorgane, um nur die häufigsten Erscheinungen zu nennen.

Unser Tip: Es ist wichtig, auch den kleinen Anzeichen Bedeutung beizumessen, weil man bei rechtzeitigem Erkennen sehr wohl etwas dagegen tun kann und sich weitere, schlimmere Folgen vermeiden lassen. Da eine Minderversorgung mit Blut stets auch eine Minderversorgung mit Sauerstoff bedeutet, ist die Zufuhr von zusätzlichem Sauerstoff in Form einer Sauerstofftherapie eine Methode der ersten Wahl.

## Arteriosklerose

! In über 90 Prozent der Fälle ist die Arteriosklerose (»Arterienverkalkung«) die Hauptursache von Durchblutungsstörungen. Weshalb die Arteriosklerose entsteht, ist noch nicht geklärt.

Die Krankheit beginnt eigentlich schon im Kindesalter. Kein Mensch ist dagegen gefeit. Alle Gefäße des Körpers können davon betroffen sein. Sie entwickelt sich über Jahre und Jahrzehnte hinweg und schreitet bei dem einen langsamer und bei dem anderen schneller voran.

Arteriosklerose ist eine chronisch fortschreitende Degeneration der Arterien. Sie ist definiert durch Veränderungen der Gefäßwand, die zu einer Wandverhärtung und einem Verlust an Elastizität und so zu einer fortschreitenden Verengung der Gefäße führen. Bei der Entstehung spielt sicherlich auch die Veranlagung des einzelnen eine Rolle, ebenso das Alter. Aber auch die Lebensweise und die Ernährung haben Einfluß auf die mögliche Schädigung der Gefäßwände. So können eine fettreiche Ernährung, toxische Einflüsse wie übermäßiger Nikotingenuß oder Stoffwechselleiden (Zuckerkrankheit) oder auch rheumatische Erkrankungen und nicht zuletzt ein erhöhter Blutdruck die Schädigung der inneren Wand der Arterien (Endothel) be-

**Schädigende Noxen**

günstigen. Neueste Erkenntnisse sprechen davon, daß auch Bakterien (Chlamydien) eine Rolle bei der Entstehung von Gefäßablagerungen, insbesondere im Bereich der Herzkranzgefäße, spielen sollen.

**»Gefäßgifte«**

- Nikotin
- erhöhte Blutfette
- erhöhte Cholesterinwerte
- erhöhter Blutdruck
- erhöhter Blutzuckerspiegel
- Bakteriengifte

Den Ablauf der Arteriosklerose kann man sich etwa so vorstellen: Durch die Einwirkung verschiedener Gefäßgifte werden zunächst die Zellen der inneren Schicht der Gefäßwand geschädigt. Diese reagieren mit einer Zellanschwellung. Da auch der Stoffwechsel der Zellen beeinträchtigt ist, entsteht eine Art entzündlicher Reaktion. Dies begünstigt wiederum Ablagerungen von Eiweißen und Blutplättchen wie auch das Wachstum von Bindegewebe und Muskelzellen. Durch all das wiederum entstehen neue entzündliche Reaktionen, die auch zu Vernarbungen an den Gefäßwänden führen. Im Laufe der Zeit kommt es zu Einlagerungen von Kalk. So schreitet der Prozeß der Arteriosklerose immer weiter voran. Die Gefäße werden enger und enger. Und wenn die Blutzufuhr in einem Gebiet stark reduziert wird, zeigen sich die ersten Symptome der Erkrankung.

Thromboembolien

Eine Minderdurchblutung kann jedoch auch durch eine Gefäßverengung oder Gefäßmißbildung verursacht sein oder aber durch eine Verstopfung des Gefäßes wegen eines Blutgerinnsels. Dies nennt man Thromboembolie. (Embolie ist ein plötzlich auftretender Gefäßverschluß; Thrombus ist ein Blutgerinnsel oder Blutpfropf.) Die beste Behandlung von Durchblutungsstörungen ist deren Vorbeugung – also etwas zu tun, damit diese erst gar nicht entstehen. Und jeder von uns kann sehr viel dafür tun, durch gesunde Lebensführung und gesunde Ernährung.

## Das Gehirn braucht Sauerstoff

Unser Gehirn und unsere Sinnesorgane reagieren besonders empfindlich auf eine Minderdurchblutung oder Minderversorgung mit Sauerstoff. Schon wenige Minuten ohne Sauerstoff reichen aus, um Gehirnzellen absterben zu lassen, um also irreparable Schäden der Gehirnsubstanz zu verursachen.

In unseren Gehirnzellen laufen ständig sehr komplexe Vorgänge auf biochemischer Ebene ab, die das komplexe Funktionieren dieses Organs erst ermöglichen. Für all diese Funktionen benötigen sie entsprechend viel Energie, also eine ausreichende Versorgung mit Blut und somit auch mit Sauerstoff. Dies wird durch eine ausreichende Blutzufuhr über vier Halsschlagadern gesichert. So erhält allein das Gehirn ständig ca. 15 Prozent des gesamten Blutes, das vom Herzen in den Körper gepumpt wird.

Wie macht sich eine unzureichende Versorgung mit Sauerstoff im Bereich des Gehirns bemerkbar? Woher wissen wir, wenn es unserem Gehirn an Sauerstoff mangelt? Die ersten Anzeichen sind nicht sehr spezifisch. Sie fühlen sich einfach matt, müde, haben keine Lust, etwas zu unternehmen. Sicher kennen Sie solche Anzeichen oder Anfälle von Müdigkeit und Antriebslosigkeit nach einer langen Sitzung im Büro, in geschlossenen Räumen. Wenn man dann an die »frische Luft« kommt, geht es einem gleich besser. Nun können Sie sich sicher vorstellen, wie es unserem Gehirn gehen muß, wenn es jahrelang mit Sauerstoff unterversorgt wird, ohne daß es genügend frische Luft bekommt. Alle Stoffwechselprozesse laufen dann langsamer ab, Abbauprozesse setzen ein. Hinzu kommen weitere Sauerstoffräuber wie Streß, Nikotin, Belastungen der Umwelt.

Sauerstoffräuber

Die Symptome der $O_2$-Unterversorgung sind sehr unterschiedlich, je nach Schweregrad und betroffener Gehirnregion. Meist stehen Störungen der Konzentration und des Gedächtnisses an erster Stelle. Das Denken fällt schwerer und läuft langsamer ab. In solchen frühen Stadien sind die Stoffwechselvorgänge der einzelnen Gehirnzellen schon gestört. Manche Zellen können ihre Funktion aufgrund des Sauerstoff- und Energiemangels überhaupt nicht mehr ausüben. Hält dieser Zustand der Unterversorgung lange an, sterben Nervenzellen allmählich ab. Wird jedoch die Blutzufuhr und somit die Sauerstoff- und Energieversorgung verbessert, können die Nervenzellen sich wieder regenerieren. Die ursprüngliche geistige Leistungsfähigkeit kann sich wieder einstellen.

Schreitet der Prozeß jedoch voran, macht sich ein stetiger Abbau bemerkbar. Der Betroffene bemerkt eine stetige Abnahme an geistiger Leistungsfähigkeit, es macht sich eine deutlich zunehmende Gedächtnisschwäche bemerkbar. Er kann sich Namen nicht mehr merken, braucht immer häufiger Notizzettel für die einfachsten Dinge, kann nicht mehr fehlerfrei rechnen oder schreiben. Er hat Schwierigkeiten, sich auf ein Buch oder einen Film zu konzentrieren. Mit der Zeit wird er allmählich desorientiert, was Ort und Zeit angeht, bis er auch den einfachsten alltäglichen Anforderungen nicht mehr nachkommen kann. Im Endstadium der sog. Altersdemenz wird der Mensch zu einem Pflegefall.

**Endstadium Altersdemenz**

! Auch die Psyche des Betroffenen wird im Verlauf des Abbauprozesses in Mitleidenschaft gezogen. Nicht nur die Konzentration und die Merkfähigkeit nehmen ab, der Mensch wird auch reizbarer, weniger belastbar, gerät oft in Wut wegen Nichtigkeiten. Schon Kleinigkeiten bringen ihn aus der Ruhe, er hat öfter unbegründete Ängste, es zeigen sich Anzeichen von Stimmungsschwankungen bis hin zu einer Depression. Auch Wesensveränderungen können in späteren Stadien stattfinden, da die Reaktionen auf bestimmte Reize aus der Umgebung nicht mehr adäquat erfolgen. Der Kranke ist gewissermaßen überfordert.

Doch auch andere Anzeichen deuten auf eine Minderdurchblutung im Bereich des Gehirns hin. So kann es zu Störungen des Schlafes kommen. Der Erkrankte hat Ein- und Durchschlafprobleme, fühlt sich unausgeschlafen. Oftmals treten auch Mißempfindungen wie ein Kälte- oder Wärmeempfinden im Bereich des Kopfes auf oder einfach ein Gefühl der Benommenheit. Auch bei den Sinnesorganen zeigen sich Anzeichen, wie Schwindel oder Ohrensausen.

Es sei also festgehalten: Es ist sehr wichtig, frühzeitig etwas gegen die ersten Anzeichen einer Minderdurchblutung zu unternehmen. Nur dann können sich die Nervenzellen wieder voll regenerieren und ihre Funktion wieder vollwertig ausüben.

Die Nervenzellen können bei einer verbesserten Zufuhr von Blut und Sauerstoff auch ihre Energiegewinnung steigern. So kann das Gehirn seine Funktionen wieder optimal ausüben – es findet eine merkliche Steigerung der geistigen Funktionen statt wie auch eine Aufhellung und Stabilisierung der Psyche. Der Erkrankte kann besser schlafen, ist nicht mehr so reizbar, kann besser Informationen aus der Umgebung aufnehmen und sich diese auch besser merken.

## Schlaganfall

**!** Der Schlaganfall (Apoplex) ist die dritthäufigste Todesursache in den westlichen Industrienationen. Auf dieses vielfältige Krankheitsbild entfallen 15 Prozent aller Todesfälle. Von 1000 Menschen trifft es jährlich einen. Die meisten sind über 70 Jahre alt, aber zunehmend erkranken auch jüngere.

Schlaganfälle sind nicht immer Schicksal, sondern in vielen Fällen vermeidbar. Der Schlaganfall ist der extremste Fall einer plötzlich einsetzenden Minderdurchblutung. Er entsteht durch eine abrupte Minderdurchblutung bestimmter Bereiche des Gehirns. Dies kann die Folge eines Gefäßverschlusses sein oder aber die Folge einer Einblutung in das Gewebe des Gehirns durch die Ruptur (das Platzen oder Reißen) einer Ader.

**Verschluß, Einblutung**

Als Folge bleiben plötzlich kleinere oder größere Bereiche des Gehirns ohne entsprechende Versorgung mit Blut und Sauerstoff. Dadurch entsteht ein so starker Mangel an Sauerstoff und Nährstoffen, daß plötzlich ganze Bereiche des Gehirns ihre Funktionstüchtigkeit verlieren. Der Stoffwechsel der betroffenen Zellen ist zusammengebrochen. Das macht sich durch Lähmungserscheinungen, Sprachstörungen, Sehstörungen und Sensibilitätsausfälle (Taubheitsgefühl) bemerkbar.

Auch der Schlaganfall hat Vorboten. Sie müssen nicht immer in Erscheinung treten. Und nicht immer ziehen diese Vorboten auch einen »richtigen« Schlaganfall nach sich. Die Vorboten können sog. transitorische ischämische Attacken (TIA) sein. Dies sind vorübergehende kleine Unterversorgungen des Gehirns mit Blut und Sauerstoff. Dabei zeigen sich ebenfalls Ausfälle wie bei einem Schlaganfall, jedoch sind diese nicht so ausgeprägt und bilden sich in spätestens 24 Stunden zurück. Doch auch andere unspezifische Symptome können dem Schlaganfall vorausgehen. Man nennt sie Prodromalsymptome. Meist sind es heftige Kopfschmerzen, die auch mit Bewußtseinstrübungen verbunden sein können.

Auf diese Anzeichen sollte jeder achten! Eine ausreichende Sauerstoffversorgung ist sowohl bei der bestehenden Gefahr eines Schlaganfalls als auch bei der Nachsorge eines Schlaganfalls angezeigt.

## Zu dickes Blut

Auch zu dickes Blut ist ein Risikofaktor für die Entstehung von Durchblutungsstörungen. Das Blut wird zu dick durch falsche Ernährung, insbesondere zu fette Nahrung, durch Bewegungsmangel und Flüssigkeitsmangel. Zu dickes Blut belastet Herz und Gefäße und verringert die Durchblutung. Das Herz als Pumpe wird übermäßig gefordert. Eine Pumpe pumpt ja leichter eine dünnflüssige als eine dickflüssige Flüssigkeit. Also ist es verständlich, daß es zu einer Entlastung des Herzens führt, wenn man das Blut dünnflüssig hält. Dünnflüssiges Blut kann auch besser in die feinen und feinsten Kapillaren vordringen und so die Durchblutung in allen Geweben unseres Körpers gewährleisten (siehe auch Kapitel 4 zum Thema »Aderlaß«).

Überforderte Herzpumpe

## Störungen der Sinnesorgane

Durchblutungsstörungen behindern auch unsere Sinnesorgane. Im Bereich der Ohren zeigen sie sich als zunehmende Hörminderung, als plötzlich eintretender Hörsturz oder als Ohrgeräusche – Ohrensausen oder Tinnitus. Alle können auch miteinander kombiniert auftreten.

Hörsturz

Unter einem Hörsturz versteht man eine plötzlich einsetzende, meist einseitige Hörminderung oder einen Hörverlust. Neben der plötzlichen Hörminderung entstehen auch ein dumpfes Völlegefühl im Ohr, als ob man Wasser oder Watte im Ohr hätte, sowie ein mehr oder weniger starkes Ohrensausen. Dieses muß nicht von Anfang an dasein, es kann sich auch erst Stunden oder Tage später einstellen. Das ist die Reaktion des Innennohrs auf verschiedene Schädigungen.

Die genaue Ursache bleibt jedoch meist unbekannt, es sei denn, die plötzliche Hörminderung kann eindeutig mit einem Lärmtrauma, einer vorangegangenen Infektionskrankheit (wie z. B. Mumps oder Syphilis), der Einnahme von bestimmten Medikamenten, die das Innenohr schädigen können, oder einer Schädelverletzung in Verbindung gebracht werden. Dies ist jedoch nur in etwa 20 Prozent der Fälle möglich. Weitere mögliche Ursachen sind eine Schädigung des Hörnervs durch eine Autoimmunerkrankung oder eine Virusinfektion sowie eine Verletzung des runden Fensters (einer Struktur im Bereich des Innenohrs), die beispielsweise bei starken Druckschwankungen (Tauchunfall) auftreten kann.

Doch die am meisten verbreiteten Hörstürze dürften auf Durchblutungsstörungen zurückgehen. Diese können sich wiederum durch Gefäßverengung oder durch Gefäßspasmen (Krämpfe), z. B. infolge von Streß, einstellen. Die Blutzufuhr zum Innenohr wird dadurch reduziert, und es entsteht Sauerstoffmangel, der einen Funktionsausfall der Nervenzellen nach sich zieht. Die Nervenzellen des Innenohrs sind jedoch sehr widerstandsfähig und damit auch sehr regenerationsfähig. Sie können sich auch nach einer längeren Periode der Unterversorgung mit Sauerstoff wieder erholen.

! Kommt es aber zu einem völligen Verschluß einer Ader, die das Innenohr versorgt – etwa durch ein Blutgerinnsel –, können die Nervenzellen binnen weniger Minuten absterben. Dann vermögen sie sich auch nicht mehr zu erholen; der entstandene Hörschaden bleibt.

## *Wenn es klingelt und pfeift*

Viele Menschen leiden unter Ohrgeräuschen – es klingelt und saust, es pfeift und hämmert. Die Zahl der Betroffenen geht allein in Deutschland in die Millionen; jährlich kommen 300 000 Fälle hinzu, von denen ein großer Teil dringend behandlungsbedürftig ist. Ohrgeräusche werden auch unter dem Krankheitsbegriff Tinnitus beschrieben. Der Begriff kommt aus dem Lateinischen – von dem Verb tinnire, was klingeln bedeutet. Die genaue Ursache des Tinnitus ist noch nicht geklärt.

Tinnitus

Ohrgeräusche treten gehäuft in der Lebensmitte auf. Außer äußeren Einflüssen wie Lärmbelästigung am Arbeitsplatz sind auch noch der alltägliche Streß und die innere Anspannung prädisponierende Faktoren bei der Entstehung von Tinnitus. Diese Krankheit kann jeden treffen. Auch jüngere Menschen sind nicht davor gefeit. Dazu trägt die zunehmende Belästigung durch Lärm bei, wie das etwa in Discos der Fall ist. Mit steigendem Alter häuft sich die Zahl der Erkrankten. Dies hängt allein schon mit dem Alterungsprozeß und der sich damit stetig verschlechternden Durchblutung zusammen, aber auch generell mit der bereits länger anhaltenden Lärmbelastung im Laufe des Lebens.

Tinnitus entsteht häufiger auf dem linken als auf dem rechten Ohr und ist überwiegend ein Geräusch hoher Frequenz – also ein hoher Ton. Diese Erkrankung kann, muß jedoch nicht mit einer Minderung des Hörvermögens einhergehen. Beim Tinnitus kann man einen *objektiven* und einen *subjektiven* Tinnitus unterscheiden. Den objektiven

*Zuviel Lärm am Arbeitsplatz begünstigt eine Tinnituserkrankung*

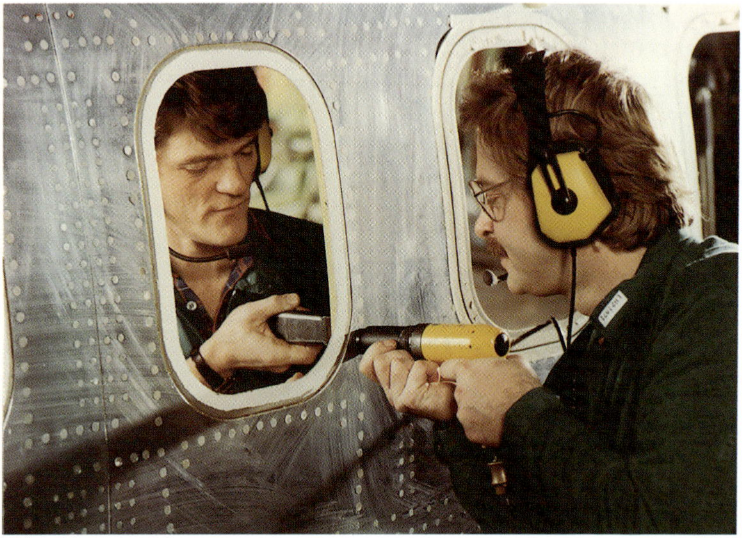

Tinnitus kann man messen und mit bestimmten physikalischen Methoden objektivieren, den subjektiven dagegen nicht. Das macht es den Erkrankten sehr schwer, im privaten Umfeld, aber auch beim Arzt ernst genommen zu werden.

Vom Verlauf her gibt es den *akuten* Tinnitus und den *chronischen* Tinnitus. Einen akuten Tinnitus hat fast jeder von uns schon einmal erlebt – nach einem Konzert oder einem Besuch in einer Disco, wenn es danach noch in den Ohren klingelte. Das läßt spontan nach, wenn auch manchmal erst am nächsten Morgen. Doch wenn der Ton im Ohr länger als drei bis sechs Monate bestehen bleibt, sprechen wir von einem chronischen Tinnitus.

Dieser kann als *kompensierter* Tinnitus verlaufen oder aber als *dekompensierter,* je nachdem wie der Erkrankte es schafft, seine Krankheit zu verarbeiten. Hat sich der Patient in gewisser Hinsicht an seine Ohrgeräusche gewöhnt und kann er damit umgehen, damit leben, ohne sie als sehr störend für seine Lebensqualität zu empfinden, so ist dies ein kompensierter Tinnitus.

**Depressionen durch Ohrgeräusche**

Ist jedoch der Tinnitus für den Kranken sehr störend, wird seine Lebensqualität durch die Erkrankung erheblich gemindert, hat er deshalb Depressionen, ist er unfähig, am normalen Leben teilzunehmen, treten gar Selbstmordgedanken auf, dann ist dieser Tinnitus dekompensiert.

Ohrgeräusche sind eigentlich eine Mikrozirkulationsstörung – eine

Durchblutungsstörung im Bereich der kleinsten Kapillaren im Innenohr. Die Gründe dafür sind verschieden. Es kann sich um eine akute Erkrankung handeln, wie z. B. eine Mittelohrentzündung, oder um die Folge eines Knalltraumas oder einer übermäßigen Lärmbelästigung, wie schon beschrieben.

! Doch auch ernstere Dinge können als Auslöser hinter dem Symptom Ohrensausen stecken, wie beispielsweise ein Tumor. Deshalb nie das Problem auf die leichte Schulter nehmen, sondern auch die Ursachen abklären!

## *Schnell therapieren*

Bei der Behandlung von Tinnitus ist es sehr wichtig, schnell zu handeln. Viele verkennen dies und warten zu lange, bevor sie etwas unternehmen. Am besten ist es, schon in den ersten zwölf Stunden nach dem Auftreten ernster Symptome eine Therapie einzuleiten. Die Erstversorgung bedeutet Ruhe und Infusionen.

Der Kranke muß ruhiggestellt und gegen den Alltag abgeschirmt werden. Die Infusionen bestehen aus sog. Plasmaexpandern, die das Volumen des zirkulierenden Bluts vergrößern, sowie durchblutungsfördernden Mitteln. Es empfiehlt sich, dies für zehn Tage anzusetzen.

Je nach Reaktion oder Ausmaß der verbleibenden Beschwerden werden dann die weitergehende Behandlung und auch weitere diagnostische Maßnahmen eingeleitet. Ein wichtiges Instrument ist auch bei Tinnitus die Sauerstofftherapie. Selbst Kranke mit chronisch gewordenen Ohrgeräuschen sprechen oft noch gut auf diese Therapie an. Am besten ist es aber, sofort parallel zu den Infusionen auch eine inhalative $O_2$-Therapie einzuleiten, entweder als SMT oder als Hyperbare Sauerstofftherapie. Zusätzlich dazu kann man noch die HOT oder auch die Oxyvenierung durchführen.

## *Fallbeispiel*

*Rainer F., 22, Student in Ludwigsburg: »Ich habe seit zwei Monaten Tinnitus. Nach einem Discobesuch war mein rechtes Ohr plötzlich wie betäubt, und ich hörte deutlich schlechter. Durch Zufall stieß ich auf die Hyperbare Sauerstofftherapie. Mein Vater engagierte sich sehr und informierte sich über das Therapieangebot in Deutschland. Wir wählten ein*

*Therapiezentrum in der Umgebung. Bald erhielt ich einen Termin zum Gespräch mit dem leitenden Arzt. Ehe die Behandlung begann, mußte ich beim Hausarzt noch einige Untersuchungen durchführen lassen, unter anderem ein EKG und eine Lungenfunktionsprüfung.*

*Dann trat ich meine erste Kammerfahrt im Zentrum für Hyperbare Sauerstofftherapie an. Ich vertrug den Überdruck gut und hatte keine Probleme mit dem Druckausgleich. Doch nach der ersten Fahrt verschlimmerte sich mein Ohrgeräusch. Das Pfeifen wurde noch stärker. Aber nach der vierten oder fünften Fahrt verspürte ich eine allmähliche Besserung. Jetzt habe ich meine elfte Fahrt hinter mir, und es geht mir sehr viel besser. Der hohe, lästige Pfeifton hat sich in ein viel leichter erträgliches Rauschen verwandelt.«*

## *Schwindel*

**Gestörtes Gleichgewicht**

Unter Schwindel versteht man Störungen des Gleichgewichts. Dies ist ein häufiges Beschwerdebild. Es sind unangenehme Empfindungen, die sich als Dreh- oder Schwankgefühl äußern können. Es handelt sich um eine Gleichgewichtsstörung infolge mangelhafter Übereinstimmung zwischen dem Gleichgewichtssinn und dem Muskelsinn sowie den optischen Wahrnehmungen. Das Schwindelgefühl ist begleitet von vegetativen Symptomen wie einem Gefühl von Übelkeit, Schweißausbrüchen, einem allgemeinen Schwächegefühl und Kollapsneigung.

> Schwindel ist keine Krankheit für sich, sondern es können sich diverse Krankheitsbilder dahinter verbergen. Die wichtigste und häufigste Ursache sind Durchblutungsstörungen im Bereich der Sinnesorgane oder bestimmter Regionen des Gehirns. Das Gleichgewichtsorgan selbst sitzt ebenfalls im Bereich des Innenohrs. Schwindel ist eigentlich ein Alarmzeichen des Gehirns, daß es zu Fehlmeldungen gekommen ist.

Der Gleichgewichtssinn wird von mehreren Strukturen bestimmt. Zum einen von dem im Innenohr sitzenden Gleichgewichtsorgan. Hier werden in den Bogengängen des Innenohrs Drehbewegungen und Beschleunigungen registriert. Im Ohr sitzt auch der Gehörsinn, der von Bedeutung bei der räumlichen Orientierung ist. Dann ist das Auge als Organ der optischen Wahrnehmung bedeutsam. Der Sehsinn liefert zusätzliche Informationen in bezug auf die räumliche Orientierung.

Weiterhin haben wir in unseren Muskeln, Sehnen und Gelenken

ebenfalls einen Tastsinn für unsere Bewegungen. So bekommt das Gehirn Informationen, die ihm die Stellung unserer Gliedmaßen im Raum vermitteln. Und schließlich fließen alle Informationen in bestimmten Regionen des Gehirns als übergeordnetem Zentrum zusammen und werden dort entsprechend verarbeitet.

Es ist ein komplexer Vorgang: Jedes der genannten Organe kann erkranken und gestört sein. Wenn eines der Sinnesorgane beeinträchtigt ist, werden Fehlinformationen an die übergeordneten Zentren im Gehirn geleitet. Wenn das Gehirn selbst gestört ist, werden die Impulse und Informationen aus den anderen Organen falsch verarbeitet. Was als Folge entsteht, ist ein allgemeiner Verwirrungszustand im Gleichgewichtszentrum, das darauf über Impulse an die entsprechenden Zentren des Gehirns mit Schwindelgefühlen antwortet.

Morbus Menière

Die häufigsten Ursachen für Schwindel sind Erkrankungen des Innenohrs und des Mittelohrs wie Durchblutungsstörungen, Entzündungen, Verletzungen oder der Morbus Menière. Dieser erinnert von seinen Symptomen her sehr an einen Hörsturz. Die Ursache ist eine krankhafte Veränderung (Ansammlung von Endolymphe wegen Resorptionsstörungen) im Bereich des Innenohrs. Die Hauptmerkmale der Menière-Erkrankung sind Schwerhörigkeit und Ohrgeräusche. Diese Symptome treten anfallsartig auf und sind begleitet von Schwindel und Übelkeit bis hin zum Erbrechen. Zwischen den Anfällen ist der Patient beschwerdefrei. Die Schwerhörigkeit nimmt im weiteren Verlauf der Krankheit zu. Die Ohrgeräusche bleiben meist erhalten, können aber von ihrer Intensität her schwanken. Weiterhin kann der Gleichgewichtsnerv erkrankt sein .

## Gegen Migräne

Unter Migräne ist eine chronische Kopfschmerzerkrankung zu verstehen, deren genaue Ursache bislang noch nicht geklärt ist. Die Migräne äußert sich in Form von anfallsartigen Kopfschmerzen, die unterschiedlich lange andauern können – von etwa vier bis zu 72 Stunden. Typische Merkmale einer Migräneattacke sind einseitige Kopfschmerzen mit meist pulsierendem Charakter. Die Schmerzintensität wird als mittelstark bis stark empfunden. Die Kopfschmerzen können mit einem Gefühl der Übelkeit oder auch Erbrechen einhergehen. Auch besteht oftmals eine erhöhte Empfindlichkeit gegenüber Licht und Lärm. Die Erkrankten haben ein starkes Bedürfnis nach Ruhe in abgedunkelten Räumen. Jede Art von körperlicher Aktivität führt zur Verschlimmerung der Beschwerden.

120 Millionen Betroffene

Die Ursache ist nicht genau zu definieren. Frauen sind häufiger betroffen als Männer. Mittlerweile dürfte es in den Industrieländern etwa 120 Millionen Migränepatienten geben. Lange Zeit war die Migräne als kein eigenständiges Krankheitsbild definiert. Dies geschah erst 1989 durch die Internationale Kopfschmerzgesellschaft.

Eine erhöhte Bereitschaft zur Migräneauslösung kann vererbt sein oder aber erworben – wie zum Beispiel durch ein Kopftrauma oder die Einnahme bestimmter Medikamente. Ebenso ist bei der Entstehung von Migräne die erhöhte Krampfbereitschaft der Gefäße von Bedeutung. Auch ein zu niedriger Blutdruck und die damit in Zusammenhang stehenden Kreislaufstörungen erhöhen die Möglichkeit einer Migräneerkrankung. Weiterhin spielt auch die Stabilität bzw. Labilität des vegetativen Nervensystems eine Rolle.

So hat man herausgefunden, daß die Auslösung der Migräne in Zusammenhang mit einem erhöhten Noradrenalinspiegel steht. Noradrenalin ist ein Hormon der Nebennierenrinde, das z. B. bei Streß – einem häufigen Auslöser von Migräne – vermehrt ausgeschüttet wird. Auch andere migräneauslösende Faktoren lassen sich in Zusammenhang mit einem erhöhten Noradrenalinspiegel bringen, wie z. B. die Menstruation oder Einflüsse von Witterungsumschwüngen. Ebenso ist es mit einer starken körperlichen Beanspruchung und anderen Stressoren wie Lärmbelästigung oder verstärkten Lichteinflüssen. Auch blutdruckregulierende Medikamente oder Nahrungsmittel (wie Käse, Schokolade oder Rotwein) sind hier anzuführen. Gegen Migräne kann eine Sauerstofftherapie ebenfalls gute Erfolge verzeichnen.

## Das Herz und der Sauerstoff

Auch im Bereich des Herz-Kreislauf-Systems ist die Sauerstofftherapie vielfach angezeigt. Das Herz ist der Motor unseres Kreislaufs. Mit jedem Schlag unseres Herzens wird Blut in das Kreislaufsystem gepumpt. Das Herz ist eigentlich ein Muskel. Dieser Muskel, der nicht größer als eine Männerfaust ist, arbeitet unaufhörlich. Jede Minute werden ungefähr fünf Liter Blut durch das Herz in unser Gefäßsystem gepumpt. Wenn man hochrechnet, wieviel das in einer Stunde, in einem Tag oder gar in einem ganzen Leben ist, wird klar, wie sehr dieser Muskel beansprucht ist.

Natürlich bleibt dies im Laufe des Lebens nicht ohne Folgen. Auch am Herzen zeigen sich mit der Zeit Verschleißerscheinungen. Mit zunehmendem Alter spüren wir ganz einfach eine sinkende körperliche Belastbarkeit – wir können nicht mehr so schnell gehen, wir steigen langsamer die Treppen hinauf, wir sind nicht mehr so fit, um beim Tennismatch jeden Ball noch zu erwischen, wir werden schneller müde, wir brauchen öfter kleine Erholungsphasen.

Neben diesen allgemeinen Anzeichen einer nachlassenden Leistungsfähigkeit des Herzens können auch noch andere, weitaus deutlichere und schwererwiegende hinzukommen. Das Herz schlägt nicht mehr ganz regelmäßig – es entstehen Herzrhythmusstörungen, das Herz stolpert, wie die Ärzte sagen. Oder es beginnt ohne Grund, viel schneller zu schlagen als nötig, auch in Ruhe, ohne daß es bestimmten erhöhten Anforderungen ausgesetzt wäre.

**Rhythmusstörungen**

Wenn das Herz anfängt, im Ruhezustand zu rasen, ist das ein Anzeichen dafür, daß etwas nicht in Ordnung ist. Auch können Schmerzen im Bereich des Herzens auftreten. Sie mögen nur von kurzer Dauer sein, aber sie sind ebenfalls ein Alarmsignal; sie deuten darauf hin, daß das Herz selbst nicht genügend mit Blut und Sauerstoff versorgt ist. Schmerzen sind die ersten Anzeichen von Durchblutungsstörungen im Herzen selbst. Sie können zunächst übergangen werden. Sie können gar keine oder nur kleine Schäden am Herzmuskel verursachen, aber sie können auch der Vorbote eines Herzinfarkts sein.

Unter einem Infarkt versteht man eine Schädigung des Gewebes infolge deutlicher Unterversorgung mit Sauerstoff und Nährstoffen aufgrund mangelnder Durchblutung. Die Folge: Das Gewebe stirbt ab. Auch in anderen Geweben als dem des Herzens kann es natürlich Infarkte geben, wie im Bereich des Darms oder des Gehirns. Aber der Herzinfarkt ist der bekannteste und verbreitetste. Ein über die Maßen beanspruchtes Herz kann jedoch auch ganz stumm versagen, ohne solche Vorboten.

Immer ist es aber der Mangel an Sauerstoff und Nährstoffen, der letztlich zum Infarkt führt. Das Herz selbst wird durch eigene Blutgefäße mit Blut versorgt. Diese können Schäden aufweisen, verengt oder gar verstopft sein. Oder es kommt zu Krämpfen der Gefäße, wodurch die Blutzufuhr unterbrochen oder vermindert wird. Immer ist jedoch die Ursache eine eingeschränkte Durchblutung. Verschärft werden kann das Problem durch einen Mangel an Mineralstoffen, Vitaminen und Elektrolyten.

## *Herzinfarkt und Angina pectoris*

Infarkt bedeutet Gewebeverfall wegen mangelhafter Durchblutung. Die entsprechenden Gefäßverschlüsse sind meist verursacht durch Arteriosklerose. Dem Herzinfarkt liegen in über 90 Prozent der Fälle arteriosklerotische Veränderungen der Herzkranzgefäße als Ursache zugrunde. Dabei kommt es am Herzen zu Zerstörungen des Muskelgewebes, des sog. Myokards. Dadurch wird der entsprechende Bereich des Herzens von der Blut- und Sauerstoffversorgung abgeschnürt. Dabei ist es von großer Bedeutung, wie groß der Bezirk ist und in welchem Bereich des Herzens sich dieser befindet. Ein großer, sehr ausgedehnter Infarkt kann das ganze Herz lahmlegen und zu Herzversagen führen. Auch kleinere Infarkte können aber am Herzen Schädigungen des Reizleitungssystems hervorrufen. So können sich Herzrhythmusstörungen einstellen, da die normale Erregungsleitung beeinträchtigt ist. Auch wird hierdurch die Pumpleistung des Herzens erheblich eingeschränkt.

**Koronarsklerose**

Der Herzmuskel wird über die Herzkranzgefäße mit Blut versorgt. Diese Versorgung ist beim Herzmuskel genau dosiert, d. h., die Gefäße führen dem Herzmuskel nur genau so viel Blut zu, daß der unmittelbare Sauerstoffbedarf des Herzens exakt gedeckt ist. Wenn der Sauerstoffbedarf des Herzens ansteigt, sei es aus Gründen körperlicher Anforderung oder seelischer Anspannung, erfolgt als erste Reaktion der Anpassung eine Erweiterung der Herzkranzgefäße, um dem Muskel entsprechend mehr Blut und damit auch mehr Sauerstoff zuführen zu können.

Der wichtigste Faktor bei der Versorgung des Herzens ist jedoch der Zustand der Herzkranzgefäße. Sind diese arteriosklerotisch verändert, verlieren sie an Elastizität. Gesunde Herzkranzgefäße können sich einem gewissen Sauerstoffmangel anpassen, indem sie ihr Volumen erweitern, um so mehr Blut in die unterversorgten Gebiete transportieren zu können. Arteriosklerotisch veränderte Gefäße können dies nicht mehr. Daher ist es besonders gefährlich, ein derart vorgeschädigtes Herz noch zusätzlich zu belasten. Auch Streß und Belastungen seelischer Art erhöhen den Sauerstoffbedarf des Herzens. Das erklärt, warum manche Herzinfarkte durch Anspannung oder Aufregung verursacht werden. Risikofaktoren für die Entstehung eines Infarkts sind u. a. Übergewicht, erhöhte Blutfettwerte, Bluthochdruck, Zuckerkrankheit, Nikotin und Bewegungsmangel.

**Risikofaktoren**

Ein Herzinfarkt ist charakterisiert durch starke Schmerzen in der Herzgegend, hinter dem Brustbein. Diese können auch ausstrahlen, meist in den linken Arm oder die linke Schulter, manchmal auch in den Rücken oder in den Oberbauch. Die Schmerzen halten längere Zeit an und können auch in Ruhe, sogar nachts im Schlaf auftreten. Sie können mit einem starken Vernichtungsgefühl bis hin zur Todesangst verbunden sein. Meist sackt der Blutdruck ab, der Puls wird schwach und unregelmäßig, und es bricht kalter Schweiß aus.

Aber es gibt auch sog. stumme Infarkte, die ohne deutliche Anzeichen vorübergehen. Die Diagnose ergibt sich dann aus einem zufälligen Befund bei einer Routineuntersuchung. Zur Stellung der sicheren Diagnose muß eine elektrokardiographische Untersuchung (EKG) erfolgen wie auch eine Blutuntersuchung, die z. B. einen Anstieg der weißen Blutkörperchen, einen Anstieg der Blutsenkungsgeschwindigkeit (BSG) und der Blutzuckerwerte ergibt. Zudem werden die Werte einiger Enzyme bestimmt, die für den Infarkt charakteristisch sind.

**Funktionelle Herzbeschwerden**

Im Gegensatz zum Herzinfarkt stehen sog. funktionelle Herzbeschwerden. Diese treten bei einem organisch völlig gesunden Herzen aus Gründen vegetativer Übererregbarkeit auf. Sie manifestieren sich durch Anzeichen wie Herzklopfen, beschleunigter Pulsschlag bis zu Herzschmerzen, aber nicht von der Dauer und Stärke, wie sie einen Infarkt charakterisieren. Das wichtigste Merkmal ist, daß diese seelisch bedingten Schmerzen bei körperlicher Belastung wieder verschwinden.

**Angina pectoris**

Ernster ist die sog. Angina pectoris, im Volksmund auch Herzenge genannt. Darunter versteht man einen Anfall von Herzschmerzen, der durch körperliche Belastung ausgelöst wurde. Diese Schmerzen treten nur in sehr seltenen Fällen in Ruhe auf. Sie können auch mit heftigen Schmerzen in der Herzgegend einhergehen, die auch von einem Angst- und Vernichtungsgefühl begleitet sein können, außerdem von Anfällen von Atemnot und Unruhe. Die wichtigste Charakteristik der Schmerzanfälle ist jedoch der Zusammenhang mit körperlicher Belastung. Hört diese auf, so legen sich die Schmerzen nach einigen Minuten wieder.

Dauern die Schmerzen längere Zeit an oder wiederholen sich solche Attacken öfter, kommt es ebenfalls zum Absterben von Muskelgewebe, also auch zu Infarkten. Kleine Infarkte können vernarben, aber die Narben behindern dann die Reizüberleitung im Herzgewebe.

! Der Herzmuskel ist der einzige Muskel in unserem Körper, der nicht stillgelegt werden kann. Er muß ständig weiterarbeiten. So kommt es zu stetiger Überforderung und Überlastung eines schon verletzten Herzmuskels.

Bei der Behandlung ist es wichtig, auf eine nicht übermäßig belastende Lebensweise zu achten. Körperliche Belastungen, die zu Schmerzen führen, sind ebenso zu meiden wie Aufregungen und seelische Belastungen. Helfen können auch diätetische Maßnahmen und Medikamente. Neben all diesen Maßnahmen hat sich die Sauerstofftherapie bei allen Arten koronarer Durchblutungsstörungen bestens bewährt. Bei funktionellen Herzbeschwerden wirkt sie ausgleichend auf das vegetative Nervensystem und somit auf die Tendenz, Herzschmerzen auszulösen.

Bei schon vorhandenen Durchblutungsstörungen im Bereich des Herzens bewirkt die Sauerstofftherapie eine Gefäßweitstellung und somit eine verbesserte Durchblutung im Bereich der Herzkranzgefäße. Die Häufigkeit der anginösen Anfälle läßt nach, die Erholungszeiten verkürzen sich.

Als Akutbehandlung des Infarkts ist Sauerstoff neben schmerzstillenden und beruhigenden Mitteln das Mittel der Wahl. Er hat sicher schon vielen das Leben gerettet. Aber auch in der Folgetherapie ist seine Rolle nicht zu unterschätzen. Sauerstoff verbessert die Durchblutung im gesamten Herzen und sorgt so für neue Energiereserven.

## Gefahr für die Extremitäten

Alle Teile des Körpers sind von einem gut funktionierenden Gefäßsystem abhängig. Nur wenn die Zufuhr an frischem sauerstoffreichem Blut ausreichend ist, wird die Peripherie des Körpers gut versorgt, und alle Zellen können ihre Funktion ausüben. Doch nicht nur der Zulauf an Blut ist wichtig. Ebenso ist auch der Abtransport von Schlackenstoffen, die in den Zellen entstehen, von Bedeutung. Ist ein Gefäß verstopft oder nicht voll durchgängig, stauen sich diese Schlackenstoffe im Gewebe. Das Gewebe wird gewissermaßen vergiftet. Außerdem kann frisches Blut nicht zur Genüge einfließen. Es treten Folgen der Vergiftung im Gewebe ein, eben Durchblutungsstörungen. Je nachdem welches Organ betroffen ist, machen sich diese auf verschiedene Art und Weise bemerkbar.

Abtransport von Schlackenstoffen

Im Bereich des Gehirns sind es eine nachlassende Merkfähigkeit und Konzentrationsfähigkeit. Es kann auch zu Kopfschmerzen kommen, zu Schwindelgefühlen oder Ohrensausen. In der Peripherie – in den Armen und Beinen – ist es ein Kältegefühl, ein Kribbeln oder »Ameisenlaufen«, das wir spüren, oder es können auch Krämpfe auftreten.

## *Arterielle Verschlußkrankheit (AVK)*

Das Leiden verläuft schleichend, kommt dann mit Schmerzen, und am Ende droht die Amputation von Füßen oder Beinen – die Rede ist von der »Schaufensterkrankheit«, wie sie der Volksmund nennt, weil die Betroffenen beim Flanieren in der Stadt plötzlich krampfartige Schmerzen (»wie Messerstiche«) im Bein verspüren, die sie zum Stehenbleiben zwingen, vorzugsweise vor Schaufenstern, damit andere die Beschwerden nicht erkennen können.

**»Schaufensterkrankheit«**

! Nur wenige wissen aber, was sich dahinter verbirgt und wie gefährlich diese Krankheit ist. Etwa 1,5 Millionen Deutsche sind allein in den alten Bundesländern davon betroffen. Jährlich kommen 120 000 neue Patienten hinzu. Die Mediziner sprechen von der peripheren arteriellen Verschlußkrankheit (pAVK), einem wichtigen Bereich der arteriellen Verschlußkrankheit AVK.

Sie kann entstehen, wenn die Arterie, die Blut und den Sauerstoff vom Herzen in die Extremitäten wie die Beine transportiert, verengt ist. An ihren Innenwänden haben sich Ablagerungen gebildet, die den Blutfluß behindern. Das kann bis zum Verschluß der Blutbahn führen.

**Vier AVK-Stadien**

Die Verschlußkrankheit kennt vier Stadien. Im Stadium I (das macht sie so tückisch) spürt der Mensch noch nichts. Im Stadium II treten dann Schmerzen auf, oft schon nach einer Gehstrecke von 200 Metern. Im dritten Stadium schmerzt das Bein auch in Ruhestellung, und die Nächte können zur Qual werden. Im Stadium IV beginnt der Zerfall des Gewebes. Im Stadium IV sind schon Schmerzen in Ruhe vorhanden. Auch zeigen sich ganz deutlich Anzeichen einer Minderdurchblutung. Es liegen dann schon fast völlige Gefäßverschlüsse vor, die auch zu sichtbaren Schäden der Haut führen. Bereits kleinere Kratzwunden, die sich der Erkrankte an der Haut in diesen Bereichen zufügt, heilen nicht mehr ab. Es entstehen Beingeschwüre, die sehr schwer heilen – »offene Beine« im Volksmund genannt. Da Rauchen einer der großen Risikofaktoren ist, spricht man

»Raucher-bein«

auch vom »Raucherbein«. Diese Geschwüre lassen sich durch eine Teilbegasung mit Ozon behandeln.

! Viele dieser Patienten werden zu Pflegefällen. Bei manchem bleibt nur die Amputation eines Fußes oder Beines als Ausweg. Allein in Deutschland müssen jährlich wegen Durchblutungsstörungen bis zu 35 000 Amputationen durchgeführt werden. Die pAVK hat die höchste Steigerungsrate in Deutschland. Sie gehört zu den Herz- und Gefäßkrankheiten, einer typischen Folge ungesunder Lebensweise in der Wohlstandsgesellschaft.

Es gibt nämlich eine Reihe von Risikofaktoren, die das Blut zu »dick« machen und die Verschlußkrankheit begünstigen. Dazu zählen Rauchen, zu fettes Essen, mangelnde körperliche Bewegung und bei Zuckerkranken die Neigung, sich nicht an die Vorgaben des Arztes zu halten.

Die pAVK trifft vornehmlich ältere Menschen. Jeder zehnte Deutsche ab 55 leidet mehr oder weniger schwer daran. Da es immer mehr ältere Menschen gibt, könnte sich die pAVK zu einem Massenphänomen entwickeln. Das müßte nicht sein. Der Krankheitsprozeß kann nämlich gestoppt werden: durch gesunde Lebensführung und den rechtzeitigen Gang zum Arzt. Zur dann folgenden Therapie gehören die Ausschaltung der Risikofaktoren und regelmäßiges Gehtraining. Bewährt haben sich auch Arzneimittel, die den Blutfluß positiv beeinflussen. Diese Substanzen werden insbesondere bei älteren Menschen eingesetzt, die für ein intensives Gehtraining nicht mehr in Frage kommen. Die Sauerstofftherapie zeitigt hier ganz erstaunliche Erfolge: Schon nach wenigen Therapiestunden verlängert sich die Gehstrecke vieler Patienten um ein Vielfaches.

Bleibt die Krankheit unbehandelt, ist die Prognose schlecht: Wer an der pAVK leidet und nichts dagegen tut, lebt deutlich kürzer. Etwa 20% der verschlußkranken Patienten sterben innerhalb der nächsten fünf Jahre. Ein Experte: »Erkrankungen wie die pAVK sind von ihrer Prognose her mit einer Krebskrankheit vergleichbar.«

Nach dem Ort des Verschlusses der Beinarterien unterscheidet man verschiedene Formen der pAVK. *Beckentyp:* Hier liegt ein Verschluß der großen Beckenarterien vor. Die Schmerzen sind meist in den Oberschenkeln lokalisiert. Da beim Mann diese Arterien auch die Geschlechtsorgane versorgen, kann ein solcher Verschluß auch zu Potenzstörungen führen. *Oberschenkeltyp:* Hier treten die Beschwerden im Bereich des Unterschenkels auf, wiederum unterhalb der

Ebene, in der der Verschluß stattgefunden hat. *Unterschenkeltyp:* Hier zeigen sich die Durchblutungsstörungen meist im Bereich der Füße und Zehen.

Von der Häufigkeit her sind alle Typen etwa gleich oft vertreten. Auch im Bereich der oberen Extremitäten kann es zu solchen Verschlußsymptomen kommen. Bei Verengungen der Handarterien entsteht die sog. Raynaud-Krankheit, die für Durchblutungsstörungen in den Fingern steht. Diese Erkrankung kann auch durch Gefäßspasmen verursacht werden, wenn sich z. B. bei Kälteeinwirkung die Gefäße zusammenziehen und die Finger weiß werden und schmerzen. Bei Erwärmung der Hände wird der Prozeß wieder reversibel. Wenn die Arterien des Hauptschlagaderbogens betroffen sind, entstehen Durchblutungsstörungen im Bereich des Schultergürtels und der Arme – der sog. *Schultertyp.*

Raynaud-Krankheit

## Fallbeispiel

*Franz W., Beamter, 48 Jahre: »Seit einem Jahr hatte ich ein Kältegefühl im rechten Bein, dazu Kribbeln, dann auch nächtliche Wadenkrämpfe. Ich spürte beim Gehen zunehmend Schmerzen in der Wade. Ich konnte gerade mal 100 Meter schmerzfrei gehen. Der Hausarzt stellte erhöhte Cholesterinwerte im Blut fest, dazu einen mäßig erhöhten Blutdruck und zu dickes Blut. Eine medikamentöse Behandlung hat das Beschwerdebild nicht verbessert. Deshalb versuchte ich es mit einer Sauerstofftherapie. Dabei wurde eine Sauerstoff-Mehrschritt-Therapie in Kombination mit zwölf HOT-Anwendungen durchgeführt. Der Erfolg: Die schmerzfreie Gehstrecke hat sich nach der Therapie verdoppelt, ich habe keine nächtlichen Wadenkrämpfe mehr. Auch die Cholesterinwerte wurden günstig beeinflußt.«*

Doch auch in anderen Organen unseres Körpers können derartige Durchblutungsstörungen auftreten. So kann es z. B. im Magen-Darm-Trakt wie am Herzen zu Infarzierungen kommen. Zu den venösen Durchblutungsstörungen zählen Krampfadern und Thrombophlebitiden. Auch hier ist die Sauerstofftherapie angezeigt.

## Wenn der Blutdruck zu hoch ist

Unter erhöhtem Blutdruck, also Hypertonie, leiden viele Menschen. Zur Diagnose mißt der Arzt zwei Größen – den *diastolischen* und den *systolischen* Wert.

Von der Weltgesundheitsorganisation WHO wurden die Grenzwerte für den systolischen Wert mit 160 mmHg und für den diastolischen Wert mit 95 mmHg festgesetzt. Maßgebend für die Stellung der Diagnose ist, daß mindestens dreimal unabhängig voneinander in verschiedenen Situationen Werte gemessen werden, die über den Grenzwerten liegen. Ein erhöhter Blutdruck ist ein maßgeblicher Risikofaktor für die Entstehung von Arteriosklerose.

Essentieller Hochdruck

Besonders kritisch ist die Erhöhung des unteren oder diastolischen Wertes. Bei der Entstehung der Hypertonie unterscheiden wir die sog. primäre oder *essentielle* Hypertonie von der sekundären oder symptomatischen Hypertonie. Bei der ersten Form handelt es sich um einen erhöhten Blutdruck ohne eine erkennbare direkte Ursache. Auch eine erbliche Veranlagung kann dabei eine Rolle spielen. Daß sich die Hypertonie entwickelt, wird auch von anderen Faktoren begünstigt, wie z. B. einer bestehenden Fettleibigkeit, einer Zuckererkrankung oder einfach von zuviel Streß. Bei der sekundären Form resultiert die Erhöhung des Blutdrucks aus einer anderen Grunderkrankung – einer Krankheit des Herzens, einem Stoffwechselleiden oder einer Krankheit der Nieren zum Beispiel.

! Da eine Erhöhung des Blutdrucks eigentlich keine direkten Beschwerden auslöst – es tut nichts weh –, ist es sehr ratsam, den Blutdruck in regelmäßigen Abständen zu kontrollieren. Ein heraufgesetzter Blutdruck kann erhebliche Folgen haben. Er kann, wenn er unerkannt oder unbehandelt bleibt, im schlimmsten Falle zu einem Schlaganfall führen oder aber das Gefäßsystem schwer schädigen und sogar einen Herzinfakt auslösen.

Blutdruck läßt sich medikamentös behandeln. Auch Sauerstoffzufuhr wirkt sich positiv auf einen bestehenden Bluthochdruck aus. Die Werte werden maßgeblich gesenkt, wie viele Untersuchungen zeigen. Auch ist zu beobachten, daß die Patienten bei einer ergänzenden Behandlung mit Sauerstoff mit weitaus niedrigeren Dosen an blutdrucksenkenden Medikamenten auskommen als zuvor.

## Fallbeispiel

*Gerda W., Hausfrau, 54 Jahre: »Ich bin seit Jahren in Behandlung wegen Bluthochdruck mit Werten bis zu 230/120 mmHg. Ich leide unter starkem*

*Schwindel und Beklemmungsgefühlen im Bereich des Herzens. Eine Laboruntersuchung ergab deutlich erhöhte Blutfettwerte, erhöhten Blutzucker und zu dickes Blut. Die Arzneimittel, die ich einnahm, haben wenig an meinen Laborwerten und an meinem Befinden geändert.*

*Dann wurde nach vorhergehender Hämodilution eine Sauerstoff-Mehrschritt-Therapie in Verbindung mit zehn HOT-Anwendungen durchgeführt. Schon nach der ersten Therapiewoche fühlte ich mich wohler. Der Blutdruck sank auf Werte um 150/95 mmHg und zeigte relativ wenig Schwankungen. Auch die Blutfettwerte und der Blutzucker entwickelten sich sehr günstig. Die Medikation wurde beibehalten, allerdings die Dosierung gesenkt. Für mich ist das ein gutes Beispiel, wie Schulmedizin und Sauerstofftherapie Hand in Hand wirken können.«*

## Wenn der Blutdruck zu niedrig ist

Nicht nur bei der Behandlung von zu hohem Blutdruck ist es sinnvoll, Sauerstoff anzuwenden. Auch zu niedriger Blutdruck – eine Hypotonie – spricht gut auf $O_2$-Anwendung an. Auch bei der Hypotonie unterscheiden wir eine *essentielle* und eine *symptomatische* Form, die durch bestimmte Erkrankungen des Herz- und Gefäßsystems oder auch hormonell bedingt entsteht. Als hypoton gelten laut Definition Werte von 105/60 mmHg und darunter. Eine Sonderform der Hypotonie ist die sog. orthostatische Hypotonie. Darunter versteht man das Absacken des Blutdrucks im Stehen.

**Orthostatische Hypotonie**

Ein zu niedriger Blutdruck kann sich durch häufige Müdigkeit, Antriebslosigkeit besonders in den Morgenstunden, Schwindel beim Aufstehen aus gebeugter oder gebückter Haltung oder auch durch vorübergehende Sehstörungen und zeitweilig auftretende Ohrgeräusche bemerkbar machen.

Auch für diese Regulationsstörung gibt es Medikamente. Meist wird empfohlen, diese am besten noch vor dem Aufstehen im Bett einzunehmen, um gerade die morgendliche Anlaufschwäche, die am meisten ausgeprägt ist, zu überwinden. Diese Pharmaka haben jedoch alle eine relativ kurze Wirkungsdauer. Studien haben demgegenüber erwiesen, daß auch bei dieser Erkrankung eine Sauerstoffanwendung zur Stabilisierung der Werte im Normbereich beiträgt.

## Rheumatischer Formenkreis

Unter diesem Begriff werden alle rheumatischen Erkrankungen des Bewegungsapparats zusammengefaßt. Dazu gehören

- Erkrankungen der Gelenke, entzündlicher oder degenerativer Art,
- Erkrankungen der Wirbelsäule und ihrer Gelenke,
- Erkrankungen der Weichteile des Bewegungs- und Stützapparats einschließlich Erkrankungen der Muskulatur und der Nerven,
- Erkrankungen des Bindegewebes, entzündlicher und nichtentzündlicher Art,
- Erkrankungen der Knochen und der Knorpel,
- Wachstums- und Entwicklungsstörungen des Skeletts,
- systemische Allgemeinerkrankungen mit Manifestationen im Bereich des Bewegungsapparats.

Es würde den Rahmen dieses Ratgebers sprengen, auf alle diese Krankheiten im einzelnen einzugehen. Wir möchten uns auf die Arthrosen beschränken, bei denen die Sauerstofftherapie eine regenerative Wirkung haben kann.

## Arthrose und Arthritis

Abnutzungserscheinungen

Arthrosen sind ein weitverbreitetes Leiden. Unter dem Begriff Arthrosen verstehen wir degenerative Veränderungen an Gelenken. Es kann nur eines, es können aber auch mehrere Gelenke betroffen sein. Meist sind die Arthrosen durch Abnutzungserscheinungen verursacht. Das Knorpelgewebe, das die Gelenkflächen ummantelt, also im Inneren eines Gelenks liegt, wird mit der Zeit durch die ständige Belastung immer mehr abgescheuert. Bis zu einem gewissen Grad kann sich das Knorpelgewebe noch regenerieren. Besteht jedoch eine Überbeanspruchung, wie bei schwerer körperlicher Arbeit oder beim Sport, besonders bei Hochleistungssportlern, kommt es zu einer fortschreitenden Degeneration. Dies ist ein Zeichen für einen übermäßigen Verschleiß des entsprechenden Gelenks. Auch Faktoren wie Übergewicht oder Stoffwechselerkrankungen können die Entwicklung solcher Symptome begünstigen, ebenso eine unterentwickelte oder mangelhaft ausgebildete Muskulatur, weil die Muskeln ja die Gelenke schonen und die Belastungen abfangen. Dies ist vor allem bei Befall der Knie- und Hüftgelenke oder auch der Lendenwirbelsäule gut sichtbar.

**!** Die Folgen einer Arthrose sind immer eine Einschränkung der Beweglichkeit und natürlich Schmerzen. Dadurch nimmt der Kranke eine Fehlhaltung, eine sog. Schonhaltung, ein, wodurch er wiederum einseitig die Muskulatur der Gegenseite des Körpers übermäßig beansprucht, was abermals weitere Schmerzen verursacht und die weitere Entwicklung der Arthrose begünstigt.

Eine Arthrose kann sich auch entzünden. Dann handelt es sich um eine Arthritis, eine Gelenkentzündung. Sie kann ebenfalls nur eines oder auch viele Gelenke befallen. Sie kann akut verlaufen oder auch einen chronischen Verlauf haben wie die chronische Polyarthritis, auch als chronischer Gelenkrheumatismus bekannt. Hierbei sind nicht nur die Gelenke, sondern auch das Bindegewebe von der Entzündung betroffen. Diese Erkrankung manifestiert sich in Form von umherwandernden Schmerzen in großen und auch kleinen Gelenken. Diese treten schubweise auf. Die Ursache ist bis heute noch nicht genau geklärt; man vermutet, daß es sich dabei um eine Autoimmunkrankheit handelt. Der Körper greift eigene Strukturen an, das Immunsystem ist also fehlgesteuert.

**Chronische Polyarthritis**

Bei Erkrankungen des rheumatischen Formenkreises gibt es unzählige medikamentöse Behandlungsmöglichkeiten. Viele dieser Medikamente sind aber auch sehr aggressiv und haben starke Nebenwirkungen auf andere Organe, gleichsam nach dem Motto: »Die Schmerzen im Kreuz sind zwar weg, Herr Doktor, aber jetzt drückt mein Magen.« Die Nebeneffekte der Medikamente, die im allgemeinen als Antirheumatika bezeichnet werden, sind mannigfaltig. Schäden können am Blutbild, an der Leber, an den Nieren entstehen, es kann zu Magen-Darm-Beschwerden kommen, das Immunsystem kann unterdrückt werden. Trotzdem werden jährlich solche Arzneimittel im Wert von über 400 Millionen Mark verkauft.

**Problematische Antirheumatika**

Hier bietet die völlig risiko- und nebenwirkungsfreie Sauerstofftherapie eine gute Alternative. Durch die $O_2$-Therapie können die eingetretenen Veränderungen zwar nicht weggezaubert, aber die Beschwerden im Bereich der betroffenen Gelenke deutlich gemildert werden. Die Beweglichkeit wird verbessert. Durch die verstärkte Zufuhr von Sauerstoff wird die Durchblutung in den befallenen Gelenken angeregt, die Versorgung mit Sauerstoff und wichtigen Nährstoffen im Gewebe verbessert. Dadurch ist es möglich, degenerativen Prozessen entgegenzuwirken, ihr Fortschreiten einzudämmen und zu verlangsamen; gleichzeitig wird die Regeneration des betroffenen Gewebes angeregt.

Sehr gut und sinnvoll ist hierbei auch die Kombination mit anderen Methoden wie der HOT und einer gezielten Regeneration des betroffenen Gewebes durch Gaben von Organpräparaten oder Regeneresen (siehe Kapitel 4). Auch sollte daran gedacht werden, die Ernährung umzustellen. Ein wichtiger Hinweis: Eine einmalige Sauerstofftherapie reicht bei solchen chronischen Krankheitsbildern mit Sicherheit nicht. Es empfiehlt sich eine regelmäßige Wiederholung, jährlich oder auch öfter.

## Stoffwechselstörungen

Was ist Stoffwechsel überhaupt? Unter diesem Begriff verstehen wir die Gesamtheit aller Vorgänge, die dem Aufbau, Abbau oder Umbau in unserem Körper dienen, also dem biochemischen Austausch von Stoffen zwischen dem Körper und der Umwelt. Die Prozesse laufen innerhalb, aber auch außerhalb der einzelnen Zellen ab und werden durch Enzyme und Hormone gesteuert. Das Ziel ist die Versorgung aller Teile des Körpers, die Erhaltung aller Funktionen der einzelnen Organe – also eines inneren Gleichgewichts.

Das Hauptstoffwechselorgan ist die Leber. Hier laufen die meisten Prozesse ab. Sie wird deshalb auch als Stoffwechselzentrale des Körpers bezeichnet. Sie spielt die zentrale Rolle im Kohlenhydrat-, Fett-, Eiweiß- und Hormonstoffwechsel. Außerdem hat die Leber eine wichtige entgiftende Funktion.

Insulin

Auch die Bauchspeicheldrüse ist ein wichtiges Stoffwechselorgan. Sie scheidet nicht nur wichtige Enzyme zur Verdauung aus, sondern auch Hormone. Das wichtigste ist das Insulin, das den Zuckerstoffwechsel reguliert.

Wie für alle anderen Vorgänge in unserem Körper wird auch für den Ablauf von Stoffwechselprozessen Energie benötigt – und damit auch Sauerstoff. Es leuchtet ein, daß ein Mangel an Sauerstoff auch die Stoffwechselabläufe beeinträchtigen kann, erstens *direkt* durch den entstandenen Mangel an Energie, zweitens *indirekt* durch eine Unterversorgung der entsprechenden Organe, die so in ihrer Funktion gestört werden. So ergibt sich die Schlußfolgerung, daß durch eine erhöhte Zufuhr von Sauerstoff auch der Stoffwechsel angetrieben, aktiviert werden kann, die Organe sich wieder regenerieren lassen.

Wir können uns an dieser Stelle nicht allen Stoffwechselstörungen widmen, aber doch den häufigsten. An erster Stelle steht ein erhöhter Cholesterinwert. Allerdings müssen wir in unserem Körper einen gewissen Fettgehalt haben, sonst laufen die Stoffwechselprozesse nicht ab. Vor allem der Hormon- und der Vitaminhaushalt könnten ganz schön durcheinanderkommen. Dies sieht man an den unterernährten jungen Frauen, die unter Magersucht leiden – sie haben keine Periode mehr!

Cholesterin

## *HOT senkt Blutfettwerte*

Ein alleiniger erhöhter Cholesterinwert ist noch kein Grund zur Panik. Vor allem in den USA neigte man lange dazu, diesen sehr isoliert zu betrachten. Die Menschen fragten sich direkt gegenseitig »What's your number?« und meinten damit den Cholesteringehalt im Blut. Cholesterin ist als solches überhaupt nicht schädlich, es ist nur eine Art von Blutfett. Den Cholesterinspiegel muß man immer im Verhältnis zu den beiden Unterfraktionen – dem HDL- und dem LDL-Cholesterin – betrachten. Das HDL (high densitiy lipoprotein – Lipoprotein hoher Dichte) ist das sog. gute Cholesterin. Es hat sogar eine gefäßschützende Funktion. Also sollte es so hoch wie möglich sein. Das LDL (low densitiy lipoprotein – Lipoprotein niedriger Dichte) ist das schädliche; durch seine Oxydation können auch Gefäßablagerungen entstehen. Der LDL-Wert sollte daher so niedrig wie möglich liegen.

HDL und LDL

Ein oft bestimmter Laborwert sind auch die Triglyceride, eine weitere Art von Fetten im Blut. Erhöhte Blutfette tun nicht weh. Deshalb gibt es auch keine frühen Warnsignale. Sie sind aber ein großer Risikofaktor für sämtliche Gefäßerkrankungen, tragen zur Entstehung von Arteriosklerose bei, ebenso von Herzinfarkt und Schlaganfall. Um so wichtiger ist es, diese Werte beim jährlichen Check-up zu kontrollieren. Bei schlechten Werten ist eine Ernährungsumstellung angezeigt, dazu eine medikamentöse Therapie. Bevor diese eingeleitet wird, ist eine Sauerstofftherapie, insbesondere in Verbindung mit HOT, ein erfolgversprechende Behandlungsmöglichkeit. Studien haben gezeigt, daß sowohl die Cholesterin- als auch die Triglyceridkonzentrationen durch eine HOT signifikant gesenkt werden.

Triglyceride

## Gutes für die Leber

Weitere sichtbare Merkmale einer schlecht funktionierenden und regenerationsbedürftigen Leber sind erhöhte Leberwerte. Diese geben uns Auskunft über die Beanspruchung der Leber als Entgiftungsorgan. Eine übermäßige Belastung ist z. B. die Einnahme von starken Medikamenten, die über die Leber entgiftet und ausgeschieden werden. Erfolgt die Einnahme über längere Zeit, kann das schwerwiegende Folgen für die Leber haben. Weiterhin gibt es Infektionen, die besonders das Lebergewebe schädigen, wie z. B. Hepatitis oder andere Viruserkrankungen. Solche Krankheiten können das Lebergewebe zeitlebens schädigen. Geschädigt wird die Leber auch durch Rauchen und natürlich Alkoholmißbrauch oder gar Drogen.

All das schlägt sich als Funktionsstörung der Leber nieder. Auch diese zum Teil gewichtigen Störungen tun nicht weh. Lange Zeit werden sie zum Teil nicht erkannt. Eine Hepatitis kann beispielsweise fast ganz ohne spezifische Symptome verlaufen – wie eine leichte Grippe. Nur auf einmal merkt man, daß man sich von dieser Grippe gar nicht so recht erholen will. Und das zieht sich dann über Wochen hin. Man fühlt sich einfach matt, antriebslos, »kopfmüde« – alles liegt an der überforderten Leber.

Auch für die Leber kann mit der Sauerstofftherapie viel Gutes getan werden. Beste Erfahrungen gibt es damit, die Sauerstofftherapie mit einer Serie von HOT-Sitzungen zu verbinden. Die Gabe von leberregenerierenden Substanzen auf pflanzlicher Basis (Mariendistelpräparate) tut darüber hinaus das Ihre. Natürlich sollte auch hier an eine Änderung der Ernährungsgewohnheiten und die Reduktion der Giftzufuhr durch Alkohol und Nikotin gedacht werden.

## Die Geißel Gicht

Purinstoffwechsel

Gicht ist eine meist angeborene Störung des Purinstoffwechsels. Sie tritt überwiegend bei Männern ab 40 Jahren auf, bei Frauen selten nach der Menopause. Die Krankheit beruht auf einem erhöhten Harnsäurespiegel im Blut. Jahrelang kann die Erkrankung ohne Symptome, also die Gichtanfälle, verlaufen. Die Krankheit zeigt sich im allgemeinen mit einem akuten Gichtanfall. Meist ist nur ein Gelenk davon betroffen. Am häufigsten ist es das Großzehengrundgelenk, an dem es zu einer Rötung und Schwellung mit starken Schmerzen kommt. Auslöser können eine Abkühlung oder körperliche Anstrengung, aber auch übermäßiger Alkoholgenuß sein. Danach kann sich die Krankheit wieder für Jahre beruhigen, um dann wieder aufzuflackern. Spätere Anfälle erfolgen dann allerdings häufiger.

Im Verlauf der Krankheit kommt es zu Einlagerungen der Harnsäurekristalle in den Gelenkknorpel, die dadurch zerstört werden. Bei ca. 50 Prozent der Erkrankten zeigen sich Deformierungen der betroffenen Gelenke mit den typischen Gichtknoten in der Umgebung des jeweiligen Gelenks, da Harnsäureablagerungen auch in die Schleimbeutel und Sehnenscheiden erfolgen. Innere Organe können gleichfalls geschädigt werden, wenn sich Harnsäurekristalle ablagern; auch treten gehäuft Nierensteine auf.

Gelenkdeformierung

Neben der medikamentösen Therapie zur Bekämpfung der Gicht steht eine Umstellung der Kost (Meiden harnsäurereicher Nahrungsmittel) an. Auch hier hat sich gezeigt, daß eine Sauerstofftherapie, insbesondere in Verbindung mit HOT, den Harnsäurespiegel signifikant senken kann. Auch nimmt die Häufigkeit der Gichtanfälle deutlich ab. Die Gabe von zusätzlichem Sauerstoff ist eine sinnvolle unterstützende Maßnahme bei der Therapie erhöhter Harnsäurespiegel.

## Hilfe bei Diabetes

Oft stellt sich mit steigendem Alter eine Erhöhung des Blutzuckers ein. Auch diese Erkrankung tut nicht weh und bleibt oft lange unerkannt. Dieser sog. Altersdiabetes spricht sehr gut auf eine Regeneration durch Sauerstoff an. Auch in diesen Fällen empfiehlt es sich, die Sauerstofftherapie mit einer HOT zu kombinieren. Schon durch diese beiden Maßnahmen und eine Kostumstellung kann eine früh erkannte Krankheit eingedämmt werden.

Altersdiabetes

Es gibt aber auch andere Arten von Diabetes, die nicht erst mit dem Alter kommen. Besonders gefährdet sind Patienten, deren Diabetes nicht gut eingestellt ist, deren Blutzuckerwerte größeren Schwankungen unterliegen. Dadurch kommt es mit der Zeit zu schweren Folgeschäden für den gesamten Körper – insbesondere im Bereich der peripheren Durchblutung und solcher Organe, die ein feines Kapillarnetz haben, wie die Nieren, das Gehirn oder die Augen.

Hier ist ebenfalls ein wichtiger Ansatzpunkt für die Sauerstofftherapie gegeben. Durch sie ist es möglich, die Durchblutung in diesen schon geschädigten Organen deutlich zu verbessern und so das Fortschreiten der Erkrankung zu begrenzen. Auch bereits bestehende Schäden werden zum Teil behoben, beispielsweise bei der diabetischen Retinopathie Schäden auf dem Augenhintergrund. Hier kann durch eine $O_2$-Therapie das Sehvermögen wieder gebessert werden. Schon während oder nach einer Sauerstoffbehandlung kann die tägliche Dosis der blutzuckersenkenden Medikamente meist gesenkt werden.

## Gegen Übergewicht

Zur Diätunterstützung

An dieser Stelle sei noch ein weiteres Problem angesprochen: das Übergewicht. Es ist eigentlich auch ein Stoffwechselgeschehen. Eine Sauerstofftherapie ist ein hervorragendes Mittel, um eine Fastenkur oder eine Reduktionsdiät zu unterstützen. Gerade durch den allgemein aktivierenden Effekt auf den gesamten Metabolismus und den ausgleichenden Effekt auf das vegetative und das hormonelle System »purzeln« die Pfunde viel leichter.

## Erkrankungen der Atemwege

Unser körperliches Leistungsvermögen, besonders bei Ausdauerleistungen, wird weitgehend von der Leistungsfähigkeit unserer Atmung bestimmt. Je mehr Sauerstoff aufgenommen werden kann und je mehr Kohlendioxyd abgegeben wird, desto mehr Energie erhält der Organismus. Jede Einschränkung entlang der Atemkette verringert zwangsläufig die Leistungsfähigkeit des Menschen.

Den notwendigen Sauerstoff nehmen wir über die Lunge auf. Wieviel aufgenommen wird, hängt einerseits von der gesunden Funktionstüchtigkeit der einzelnen Atemorgane ab und andererseits vom Sauerstoffangebot. Bei einem verminderten Angebot nimmt natürlich die Sauerstoffaufnahme ab. Deshalb fühlen wir uns in schlecht belüfteten Räumen schnell müde und unwohl. Wenn die Atemwege erkrankt sind, kann das vorhandene Angebot an Sauerstoff nicht genügend genutzt werden, etwa bei einer einfachen Erkältung mit Schnupfen und Husten oder gar einer schwerwiegenden Krankheit, die zu einer völligen Leistungsunfähigkeit der Lunge führt. Dann kann die verminderte Aufnahmefähigkeit durch ein erhöhtes $O_2$-Angebot bis zu einem gewissen Grad ausgeglichen werden.

! Eine Atmungsschwäche führt zwangsläufig zu einer Minderdurchblutung mit zunehmender Leistungseinbuße. Das wiederum bewirkt eine Abnahme der Beweglichkeit, was eine weitere Atmungsschwäche und Leistungseinschränkung nach sich zieht. Es entsteht ein Teufelskreis. Durchbrochen werden kann er durch eine Sauerstofftherapie.

Außerdem werden generell durch die Sauerstofftherapie die Abwehrkräfte des Körpers zusätzlich gestärkt. Das ist wichtig bei infektiösen Ursachen von Atemwegserkrankungen. Wertvoll ist die Sauerstofftherapie besonders bei chronischen oder ständig wiederkehrenden Erkrankungen der Atemwege wie Bronchitis, Sinusitis oder Angina. Hier ist eine Kombination mit anderen Naturheilverfahren, die der Steigerung der körperlichen Abwehr dienen, sehr empfehlenswert – etwa in Form einer Thymustherapie oder anderer hämatogener Sauerstoffanwendungen.

Thymustherapie

Ebenso bewährt hat sich die Sauerstofftherapie gegen Erkrankungen, bei denen die Leistungsfähigkeit der Lunge generell stark geschwächt ist, wie etwa bei Asthma oder Lungenemphysem. Hier ist es besonders angezeigt, dem Körper ein zusätzliches Maß an Sauerstoff zur Verfügung zu stellen, um weitere fatale Folgen zu verhindern.

## Sauerstofftherapie als Begleiter in der Krebsbehandlung

Neben den klassischen Behandlungsmethoden der schulmedizinischen Krebstherapie bietet die alternative Medizin einige sehr wirksame Möglichkeiten für die begleitende Krebstherapie. In der ganzheitlichen Behandlung von Krebspatienten steigt ihr Stellenwert immer mehr. Diese Methoden sind als begleitende Therapie zu den üblichen Verfahren der Schulmedizin zu sehen. Diese sind Operation, Bestrahlung und Chemotherapie. Sie haben nach wie vor ihren Platz in der Krebsbehandlung und stehen bei der Wahl der Therapie an erster Stelle. Wenn ein Tumor entdeckt wird, wenn er operiert werden kann, dann sollte dies der erste Schritt sein. Danach kommen Strahlen- oder Chemotherapie, sofern nötig.

Dazu – als begleitende Therapie – bietet die Naturheilkunde eine ganze Reihe von Möglichkeiten, die in erster Linie das Allgemeinbefinden verbessern, also den Patienten helfen, die invasiven Therapien besser zu verkraften. Dies geschieht hauptsächlich über eine Stärkung des Immunsystems. Ein gutes Immunsystem heißt nicht nur, selten eine Grippe zu haben, sondern auch streßstabil zu sein. Und eine schwere Erkrankung und eine sehr invasive Therapie sind ein Mega-Streß für jeden Körper. Also gilt es, diesen in jeder nur möglichen Form zu stärken.

Hier kommt die alternative Medizin ins Spiel. Unter ihren Methoden hat die Sauerstofftherapie einen festen Platz. Der Hauptansatzpunkt bei diesen Methoden ist die Stimulation der Abwehrkräfte durch Zufuhr von Energie, um den Körper zu stärken, sich gegen die Erkrankung zu wehren und so auch ein weiteres Fortschreiten der Krankheit einzudämmen. Dem Entstehen eines Krebsleidens liegt ohnehin schon ein Energiemangel zugrunde. Ist das Immunsystem intakt, kann keine Krebserkrankung ausbrechen. Wenn es dazu kommt, ist dies ein Zeichen, daß das Immunsystem einen Schaden, Defekt oder Zusammenbruch erlitten hat.

Dieses schwache Immunsystem wird nun weiter strapaziert und muß sich gegen den zehrenden Krebs wehren. Meist ist es dazu nicht mehr imstande, und die Krankheit schreitet weiter voran. Der in diesem Zustand schon so angeschlagene Körper wird erst durch invasive Untersuchungen, dann einen operativen Eingriff und im Anschluß daran noch durch eine Strahlen- oder Chemotherapie weiter geschwächt. Hinzu kommt die immense seelische Belastung durch die Krankheit.

Die Metastasen wachsen weiter

Wir wissen heute, daß durch die konventionellen Therapien der Schulmedizin meist nur der Primärtumor erfaßt werden kann (wenn überhaupt). Danach sterben über zwei Drittel der Patienten an einem Rückfall der Erkrankung wegen weiterwachsender Metastasen. Um so mehr gilt es, das Hauptaugenmerk auf die Arten der Therapien zu richten, die den Körper insgesamt in eine besserer Abwehrlage versetzen. Nur so kann er dem Fortschreiten der Krankheit entgegenwirken.

Die Erfahrungen zahlreicher Mediziner zeigen: Je eher man mit der begleitenden Therapie beginnt, desto besser, am besten schon gleich nach der Operation, dann konsequent weiter zwischen den Bestrahlungen oder den einzelnen Zyklen der Chemotherapie. Es ist erstaunlich, wie rasch ein vorgeschädigter Körper auf diese Behandlung anspricht. Die meisten Patienten fühlen sich schon nach wenigen Tagen deutlich kräftiger und allgemein stabiler.

Neben der Sauerstofftherapie kommt den Organpräparaten von Thymusdrüse und Milz eine große Bedeutung zu. Diese beschreiben wir ausführlich in Kapitel 4 bei den zusätzlichen Methoden zur Stärkung der körpereigenen Abwehr. Erwähnung verdient auch die Misteltherapie. Nach den heutigen Erkenntnissen sollte sie schon frühzeitig in der Tumortherapie zur Anwendung gelangen. Durch die Misteltherapie werden Zellen des Immunsystems vermehrt und aktiviert; so kann sich der Körper gegen wachsende Metastasen besser wehren. Weiterhin vermindern die Mistellektine (das sind die in den Mistelpräparaten enthaltenen wirksamen Bestandteile) die unerwünschten Nebenwirkungen der konventionellen Therapien (wie allgemeine Schwäche, Entzündungen der Schleimhäute, auch im Bereich des Darmtraktes). Auch die Psyche wird aufgehellt und stabilisiert, was sich wiederum positiv auf das subjektive Schmerzempfinden der Patienten auswirkt. Zwar hat die Misteltherapie ihren Nimbus als »Zaubermittel« verloren, aber ein Gesamtextrakt aus der Mistel wirkt in der biologischen Krebstherapie nachweislich schmerzlindernd, verbessert die Lebensqualität des Patienten, mildert die Nebeneffekte der aggressiven Methoden und steigert die Aktivität der Abwehrzellen.

**Misteltherapie**

Zu den biologischen Waffen der begleitenden Krebstherapie gehören auch die eiweißauflösenden Enzyme. Sie fördern unter anderem den Abtransport von Tumorzellen und lösen die sog. Immunkomplexe auf.

**Eiweißauflösende Enzyme**

Außerdem ist die ausreichend hohe Zufuhr an Vitaminen, Spurenelementen und Mineralstoffen wie auch eine qualitativ gute Ernährung wichtig. Nicht ohne Grund werden hier die Erkenntnisse der Orthomolekularen Medizin immer mehr berücksichtigt.

Zum Abschluß dieses Kapitels soll noch erneut die zentrale Bedeutung des Immunsystems für Erkrankung und Gesundung unterstrichen werden. Das Immunsystem hat die Aufgabe, uns vor den schädlichen Einflüssen körperfremder Substanzen aus unserer Umgebung zu schützen. Ein gesundes Immunsystem ist in der Lage, solche schädlichen Substanzen oder Eindringlinge in unserem Körper zu entdecken und sie zu eliminieren. Ohne diese «Körperpolizei« wären wir unserer Umwelt schutzlos ausgeliefert.

Das Immunsystem steht in enger Beziehung zu unserem hormonellen System und dieses wiederum zu unserer Psyche. Durch die

Psychoneuroimmunologie

Erkenntnis, daß es eine Beziehung zwischen diesen Systemen gibt, entstand ein neuer Zweig der Medizin – die Psychoneuroimmunologie (PNI). Wie der Name schon sagt, erforscht dieser Zweig der Medizin die Zusammenhänge zwischen dem Nerven-, dem Hormon- und dem Immunsystem. Wie bedeutend diese Zusammenhänge sind, zeigt sich schon allein beim Betrachten des Streßmechanismus. Daraus allein kann man folgern, daß eine Stabilisierung unseres vegetativen Nervensystems auch eine Stabilisierung unserer allgemeinen Abwehrlage nach sich zieht. Und bei alledem spielt der Sauerstoff eine essentielle Rolle.

# Kapitel 4: Unterstützende Therapien

»Frei Atmen macht das Leben nicht alleine.«
*Goethe, Iphigenie*

Rund um das Angebot der Sauerstofftherapien empfiehlt es sich, auch unterstützende Therapien, meist auf naturheilkundlicher Basis, in Erwägung zu ziehen. Hier ein kleiner Streifzug durch die Behandlungsmöglichkeiten. Sie sind alle seriös und durch Studien sowie langjährige Erfahrung abgesichert.

## Eigenbluttherapie

Aus der chinesischen Medizin

Schon aus der traditionellen chinesischen Medizin sind Behandlungen mit Eigenblut bekannt. Damals waren es nur einfache Nadelungen, durch die kleine Blutungen erzeugt wurden. In der westlichen Medizin war es der Chirurg August Bier Mohr, der feststellte, daß Frakturen besser heilten, wenn kleine Mengen Eigenblut an und um die Frakturstellen gespritzt wurden. In der folgenden Zeit setzte man Eigenblut erfolgreich bei der Behandlung von schlecht heilenden Wunden, Hauterkrankungen und chronischen Infektionen ein.

Mit der Zeit entstanden auch neue Varianten der Eigenbluttherapie – wie die schon in Kapitel 3 beschriebene HOT. Weitere Modifikationen waren der Zusatz verschiedener Substanzen zum Eigenblut wie diverser Homöopathika, Phytotherapeutika oder auch von Ozon.

Die Wirkung der Eigenbluttherapie beruht darauf, daß aus dem Körper entnommenes Eigenblut seine Eigenschaften insofern verändert, als es beim Wiedereinspritzen in den Körper als körperfremd empfunden wird und so eine Art Immunreaktion des Körpers auslöst, ähnlich wie das bei der Impfung der Fall ist. Dabei muß das sehr wichtige Prinzip beachtet werden, daß kleine Reize einen stimulierenden Effekt haben und große Reize einen eher hemmenden. In diesem Fall ist es der Reiz auf unser Immunsytem.

**!** Die Anwendung und Wirkung der Eigenbluttherapie ist also abhängig von der richtigen Dosierung. Es dürfen keine großen Mengen Eigenblut entnommen und reinjiziert werden – insbesondere nicht bei der ersten Anwendung/Sitzung, da das Immunsystem überreizt werden könnte.

Eine Voraussetzung für die Anwendung der Eigenbluttherapie überhaupt ist ein stimulierbares Immunsystem. Daraus folgt, daß Erkrankungen, bei denen das Immunsystem schon schwer angeschlagen ist, wie z. B. chronische, zehrende Krankheiten oder Tumorerkrankungen in einem fortgeschrittenen Stadium, prinzipiell für diese Art der Therapie nicht in Frage kommen.

Erstverschlimmerung

Bei der Durchführung der Eigenbluttherapie kann es grundsätzlich, wie bei eigentlich allen Arten von Naturheilweisen, zu einer Reaktion in Form einer Erstverschlimmerung kommen. Diese ist, wie bei andern Heilweisen auch, grundsätzlich erwünscht. Sie zeigt, daß das Immunsystem stimulierbar ist und auf den eingebrachten Reiz anspricht. Bei chronischen Erkrankungen kann dies bedeuten, daß sich erneut ein akuter Schub zeigt. Auch kurze Reaktionen mit Fieber, was ebenfalls die Reaktion eines gesunden Immunsystems ist, sind nicht selten.

## *Wie wird die Eigenbluttherapie durchgeführt?*

Aus der Vene des Patienten wird eine kleine Menge Blut entnommen – etwa 0,5 bis 1 ml – und in den Gesäßmuskel zurückgespritzt. Die Dosis wird im Laufe der Behandlung gesteigert auf etwa 5 ml Blut. Selten spritzt man eine größere Menge Blut, da mit der Erhöhung der Dosis auch die Nebenwirkungen stärker werden. Die Behandlung umfaßt eine Serie von meist sechs bis zwölf Sitzungen. Diese sollten am besten zweimal die Woche erfolgen.

**!** Auf keinen Fall sollen die Behandlungen täglich durchgeführt werden. Der Körper benötigt nämlich Zeit, um auf den gesetzten Reiz überhaupt reagieren zu können; anderenfalls würde das Immunsystem überfordert und in einen Zustand der Überreizung versetzt werden.

Indikationen der Eigenbluttherapie

Wo hilft die Eigenbluttherapie? Bei grippalen Infekten, chronischen Infektionen der oberen Atemwege, Angina, Stirnhöhleninfektionen, bei akuter und chronischer Bronchitis, bei Asthma, bei Allergie, Heuschnupfen, Hauterkrankungen, weiterhin bei Kreislaufschwäche, bei zu niedrigem Blutdruck und allgemeiner Abwehrschwäche; sehr gut läßt sich bei den letzten beiden Erkrankungen die Behandlung mit einer Sauerstofftherapie verbinden.

Die Eigenbluttherapie empfiehlt sich auch bei Darmerkrankungen wie Morbus Crohn oder Colon irritabile. Gute Wirkungen hat sie auch in Verbindung mit einer Sauerstoff-Darmsanierung, ferner bei rheumatischen Krankheiten und degenerativen Erkrankungen des Bewegungsapparats. Die Eigenbluttherapie ist auch eine sinnvolle Ergänzung und Unterstützung zur Sauerstoff-Mehrschritt-Therapie.

## Organtherapie

Frischzellentherapie

Dies ist die Therapie mit Organextrakten. Früher wurde darunter die sog. Frischzellentherapie verstanden. Heutzutage verwendet man Organextrakte. Das sind Extrakte aus Zellen von Organen speziell zu diesem Zweck gezüchteter Jungtiere. Der Prozeß der Gewinnung solcher Extrakte unterliegt sehr strengen Kriterien, was Herkunft, Qualität, Sicherheit und Reinheit angeht.

Die Organtherapie beruht auf der Theorie, daß die Zellen eines gesunden jungen Organs die Zellen des jeweils dazugehörenden kranken Organs zu einer Regeneration anregen können, also einen verjüngenden Effekt auf dieses Organ haben. Wie die in den Körper eingebrachten Zellen genau zu dem jeweils entsprechenden Organ wandern, also Herzzellen zum Herzen, Lungenzellen zur Lunge, weiß man noch nicht genau.

So ist es also möglich, jedes Organ unseres Körpers gezielt zu regenerieren. Es gibt speziell darauf ausgerichtete Kliniken und Labors, die solche Behandlungen kurmäßig anbieten. Angesichts der Rinderseuche BSE sind allerdings viele Menschen skeptisch geworden. Bei einer Organtherapie muß man verlangen, daß die Herkunft der Präparate unbedenklich ist.

In diesem Zusammenhang wollen wir uns zwei Organen widmen, deren Bedeutung für das Immunsystem übergeordnet ist: Thymusdrüse und Milz. Diese beiden Organe haben eine wichtige Steuerungsfunktion für das Immunsystem. Daß die Thymusdrüse eine besondere Funktion in unserem Körper hat, weiß man seit Beginn unseres Jahrhunderts, als ein schwedischer Forscher beobachtete, daß Tiere bald starben, wenn man ihnen gleich nach der Geburt die Thymusdrüse entfernte. In den 20er Jahren unseres Jahrhunderts stellten Wissenschaftler fest, daß die Gabe von Extrakten der Thymusdrüse die Anzahl der Lymphozyten steigert. Damals kamen

Thymuspräparate

die ersten pharmazeutisch hergestellten Thymuspräparate auf den Markt.

Die eigentliche Thymustherapie wurde in den 40er Jahren von dem schwedischen Arzt Sandberg begründet. Er behandelte Menschen und Tiere mit Extrakten der Thymusdrüse. Diese kleine, nur 30 bis 40 Gramm schwere Drüse sitzt hinter dem Brustbein unterhalb der Schilddrüse. Die Thymusdrüse wächst nur bis zum dritten Lebensjahr. Schon nach der Pubertät fängt sie an zu schrumpfen. Mit zunehmendem Lebensalter verliert sie daher an Größe und auch an Aktivität. Dies wurde durch Forschungsarbeiten in den 60er Jahren dokumentiert. Seitdem weiß man um die Bedeutung der Thymusdrüse für das Immunsystem. Ein australischer Wissenschaftler definierte sie als das Zentrum des Immunsystems. Heute weiß man mit Sicherheit, daß eine Schwäche der Immunabwehr mit einer reduzierten Funktionstüchtigkeit der Thymusdrüse einhergeht. Durch gezielte regenerative Maßnahmen kann man jedoch ihre Funktion wieder erneuern und aktivieren.

Da die Thymusdrüse das zentrale Organ unserer körpereigenen Abwehr ist, nimmt durch Verlust ihrer Aktivität auch die Aktivität des körpereigenen Abwehrsystems ab. Dadurch sind ältere Menschen generell anfälliger gegenüber Krankheiten als junge. Die Thymusdrüse hat in der körpereigenen Abwehr eine übergeordnete Steuerungsfunktion. Sie überwacht Abwehrmechanismen und wirkt so auch Abbau- und Alterungsprozessen entgegen. Ohne Thymusdrüse würde der Alterungsprozeß wesentlich schneller voranschreiten; der Körper wäre Bakterien und Viren ausgeliefert, und das Risiko, an Krebs zu erkranken, würde um ein Vielfaches steigen.

B- und T-Lymphozyten

Innerhalb des Abwehrsystems unterscheiden wir eine sog. *humorale* und eine sog. *zelluläre* Abwehr. Die humorale Abwehr wird von den B-Lymphozyten gewährleistet, während die zelluläre Abwehr von den T-Lymphozyten und anderen weißen Blutkörperchen gesteuert wird. Lymphozyten sind eine Art von weißen Blutkörperchen, die im Knochenmark gebildet werden. In der Thymusdrüse werden sie gewissermaßen »geprägt« – also für ihre Funktion im Körper speziell ausgebildet. Die B-Lymphozyten entwickeln sich zu einem Teil zu Plasmazellen, die wiederum Antikörper bilden, welche die eigentlichen Fänger von in den Körper eingedrungenen Schädlingen sind. Das sind die sog. Immunglobuline. Sie haben die spezielle Fähigkeit, zu unterscheiden, ob etwas körpereigen oder körperfremd ist. Die B-Lymphozyten regen aber auch die zelluläre Abwehr an. Sie aktivie-

Immunglobuline

ren auch die T-Lymphozyten, die im Blut zu Freß- und Killerzellen werden. All das ist unabdingbar für das normale Funktionieren eines gesunden Immunsystems.

Wo empfiehlt sich der Einsatz der Thymustherapie? Die Thymustherapie bietet eine Vielfalt von Einsatzmöglichkeiten. Insbesondere bei Zuständen ausgeprägter Abwehrschwäche wie bei chronischen, zehrenden Erkrankungen oder bei Krebs ist sie ein wirksames Mittel. Dies sind Zustände, wo der Körper selbst zu schwach ist, das Immunsystem zu erschöpft ist, um selbst die nötigen Abwehrmechanismen zu aktivieren und sich so erfolgreich gegen die bestehenden Krankheitszustände zu wehren.

Die Thymustherapie hat keine gefährlichen Nebenwirkungen. Die Verträglichkeit der hochgereinigten Präparate ist sehr gut. Trotzdem wird vor Therapiebeginn immer durch eine Injektion in die Beugeseite des Unterarms geprüft, ob eventuell eine allergische Reaktion auftritt. Bei der Therapie können sich als Begleitsymptome Schwellungen der lokalen Lymphknoten oder eine Temperaturerhöhung einstellen. Dies sind jedoch Zeichen der Aktivierung des Immunsystems und somit erwünscht.

## Milztherapie

Die Milz ist ebenfalls ein Steuerungsorgan unserer körpereigenen Abwehr. Sie liegt unterhalb des linken Rippenbogens und hat eine übergeordnete Rolle in der Funktionssteuerung des Hormonsystems. Deshalb ist auch der Einsatz von Milzpräparaten bei klimakterischen Beschwerden so sinnvoll und kann in manchen Fällen eine Hormonsubstitution ersetzen. Milzextrakte sind ebenfalls reine Auszüge aus dem Organ von Jungtieren. Auch deren Gabe ist mit keinerlei Nebeneffekten verbunden. Die Milzextrakte dienen wie die Präparate der Thymusdrüse der Aktivitätssteigerung unseres Immunsystems. Beide Arten von Präparaten wirken synergistisch; das bedeutet, daß eine parallele Gabe beider Extrakte noch einen stärkeren abwehrsteigernden Effekt hat. Beide Extrakte unterstützen sich von der Wirksamkeit her gegenseitig.

Synergismus

### *Fallbeispiel*

*Hannelore M., Hausfrau, 46 Jahre: »Vor rund acht Monaten wurde mir wegen eines Mammakarzinoms die linke Brust amputiert. Dann erhielt ich eine Chemotherapie. Diese setzte mir sehr zu, jeder Zyklus schwächte mich mehr und mehr; ich litt unter Fieber, Übelkeit und Schweißausbrüchen sowie Haarausfall. Dagegen wollte ich etwas unternehmen. Mein Arzt führte eine Sauerstoff-Mehrschritt-Therapie in Kombination mit 19 HOT-Sitzungen durch. Unterstützt wurde die Behandlung durch die Gabe von Mistelpräparaten und Thymuspeptiden sowie die gezielte Einnahme von Vitaminen und Enzymen. Schon nach einer Woche fühlte ich mich deutlich besser. Ich war leistungsfähiger, weniger müde, meine Psyche war aufgehellt. Den nächsten Zyklus der Chemotherapie überstand ich mit Leichtigkeit. Die gefürchteten Begleiterscheinungen traten nur noch sehr abgeschwächt auf. Es gab keinen Haarausfall mehr, der Haarwuchs nahm sogar zu. Nach acht Wochen habe ich die Sauerstofftherapie auf eigenen Wunsch wiederholt. Danach fühlte ich mich so fit, daß ich mit meinem Mann den schon lange geplanten Traumurlaub in der Karibik antreten konnte.«*

## Regeneresen

Regeneresen sind isolierte organspezifische Ribonukleinsäuren (RNS) aus Organen und Geweben von Jungtieren oder Feten sowie RNS aus Hefe. Die RNS ist von ihrer chemischen Struktur her verwandt mit dem Träger der Erbsubstanz – der Desoxyribonukleinsäure (DNS), die sich in dem Kern jeder Zelle unseres Körpers befindet. Die RNS steuert den Aufbau von Eiweißsubstanzen im Zellplasma. Diese sind für die Neubildung, die Regeneration der Zellen, die permanent stattfindet, von Bedeutung.

Durch Krankheiten und Alterungsprozesse wird diese Regenerationsfähigkeit gestört und reduziert. Durch den Einsatz von Regeneresen kann man die Regeneration, die Zellerneuerung, gezielt, organ- und gewebespezifisch günstig beeinflussen. Die Regeneresen können also eine beeinträchtigte Eiweißsynthese regulieren. Der Begründer dieser Therapie ist Prof. Dr. Dyckerhoff.

Regeneresen kommen für die Behandlung jeglicher Art von degenerativen Erkrankungen in Frage, jeglicher Art von Abbau- oder Abnutzungserscheinungen. Regeneresen gibt es für jedes Organ oder Gewebe unseres Körpers. Wie bei der Organ- oder Zelltherapie können diese Substanzen speziell die Regenerationsfähigkeit der entsprechenden Organe oder Gewebe steigern. Die Wirksamkeit der Präparate ist inzwischen auch durch klinische Studien erwiesen.

**Regeneresen für jedes Organ**

Diese Präparate sind sehr gut verträglich. Bei Personen mit allergischer Veranlagung empfiehlt es sich jedoch, wie bei den oben angeführten Organpräparaten die Verträglichkeit durch eine Quaddel in die Beugeseite des Unterarms zu testen. Von der Therapie ausgeschlossen sind Patienten mit einer bekannten Allergie gegen tierisches Eiweiß oder einer manifesten Gicht. Eine einmalige Behandlung genügt natürlich auch hier nicht. Es wird immer eine Serie von Injektionen, die in den Gesäßmuskel erfolgen, durchgeführt.

Auch die Verabreichung von Regenerese-Präparaten eignet sich sehr gut als unterstützende Maßnahme zur Sauerstofftherapie bei degenerativen und Alterserscheinungen.

## Kolon-Hydrotherapie

Diese Therapie hat ihren Ursprung in den USA – als colonics therapy. Sie ermöglicht es, den Dickdarm durch Darmspülungen zu reinigen und ihn so von Schlackenstoffen und verhärteten, festgesetzten Kotresten zu befreien. Der Dickdarm ist ein sehr empfindliches Organ. Neben der Aufgabe, aus dem Darminhalt unverzichtbare Vitamine, Mineralstoffe und Wasser in den Körper zu führen, hat er eine Funktion als wichtiger Bestandteil unseres Immunsystems. Schließlich dient er dem Abtransport von Schlackenstoffen und Verdauungsresten und hat so noch eine Funktion bei der Entgiftung unseres Körpers.

Ist die Verdauung im Bereich den Dickdarms beeinträchtigt, kann es zu schwerwiegenden Folgen kommen. Schon allein Störungen der Motilität (Beweglichkeit des Dickdarms), wie bei dem weitverbreiteten Leiden Darmträgheit, können mit der Zeit schwere Folgen haben. Auch die sog. Divertikulitis – eine Entzündung der sackförmigen Ausbuchtungen innerhalb des Dickdarms, der Divertikel – ist ein häufig auftretendes Krankheitsbild des Dickdarms. Die Entstehung der Entzündung wird meist durch Darmträgheit unterstützt. Es kommt zu Ablagerungen von Schlacken und alten, verhärteten Kotresten in den Divertikeln, da die Passage der Nahrungsreste sowieso verlangsamt ist.

**Divertikulitis**

**!** Durch den verlangsamten Transport von Schlacken und Nahrungsrückständen kommt es zu einer Art Rückvergiftung in unserem Körper. Diese kann die Entstehung von verschiedenen Erkrankungen wie Gicht oder rheumatischen Beschwerden, aber auch von diversen Leber- und Nierenkrankheiten oder auch von Herzbeschwerden und Krampfadern begünstigen. Allergien wie auch andere chronische Hauterkrankungen stehen ebenfalls mit dem Dickdarm in Zusammenhang. Selbst die Entstehung einiger Veränderungen im Blutbild kann von der Funktion des Dickdarms abhängen.

Das Problem der Darmträgheit ist leider bis heute ein Tabu. Wie verbreitet das Leiden ist, zeigt die Tatsache, daß jährlich allein in Deutschland Abführmittel im Wert von 150 Millionen Mark konsumiert werden, ohne daß damit die Ursachen des Leidens beseitigt werden. Eine gesunde, ausgewogene, ballaststoffreiche Ernährung ist eine wichtige Voraussetzung für einen gesunden, gut funktionierenden Darm. Eine zu reichhaltige Nahrung, ein Zuviel an Zucker und Fett (meist in Form versteckter Fette in Wurst und Käse) wie auch ein Zuviel an Reizmitteln wie Alkohol und Nikotin und auch Bewegungsmangel schaden dem Dickdarm. Es kommt zu verzögerten Stuhlentleerungen, zur Ablagerung von Schlacken und zu Rückvergiftungserscheinungen.

Der Dickdarm ist, wie gesagt, auch ein wichtiger Bestandteil unseres Immunsystems. Bei vielen Erkrankungen mit einer Abwehrschwäche ist die Darmfunktion ebenfalls gestört. Der Darm benötigt für seine Verdauungsfunktion eine gesunde Darmflora. Diese besteht aus lebenden Bakterienkulturen. Die Bakterienstämme leben im Darm in einer Symbiose, also einer Art Lebensgemeinschaft. Durch falsche oder einseitige Ernährung, durch Einnahme von aggressiven Medikamenten oder durch verschiedene Erkrankungen kann das Gleichgewicht dieser Symbiose der Darmflora gestört werden. An die Stelle der durch eine Antibiotikabehandlung abgetöteten Bakterien treten dann andere Bakterienstämme und bewirken so Störungen des Verdauungsvorgangs.

**Symbiose der Darmflora**

So können bei mangelnder Funktionstüchtigkeit des Dickdarms Endprodukte der Verdauung nicht restlos in den Stuhl aufgenommen werden. Diese Stoffwechselgifte bleiben im Körper, und es kommt mit der Zeit zu einer Rückvergiftung. Durch diese Verschlackung, wie der Vorgang manchmal bezeichnet wird, können auch chronische Erkrankungen ausgelöst werden. Das bedeutet, daß der normale Stoffwechsel behindert wird, somit auch die Versorgung der einzelnen Gewebe mit Nährstoffen und Sauerstoff. Durch Stuhluntersuchungen kann man feststellen, auf welche Art und in welchem Ausmaß die Darmflora gestört ist, und diese gegebenenfalls durch eine gezielte Gabe biologischer Präparate wieder aufbauen.

Ist jedoch eine massivere Störung vorhanden, genügt dies nicht. Hier empfiehlt sich eine ausgiebige Darmreinigung durch eine Kolon-Hydrotherapie, um danach die Darmflora gezielt wieder aufzubauen. Dabei wird in den Enddarm ein dünner, weicher und flexibler Schlauch eingeführt, der mit einem geschlossenen System verbunden ist. Wasser wird zur Reinigung in den Darm ein- und wieder herausgeleitet. Den ganzen Vorgang steuert ein präzise funktionierendes Gerät. Strömungsgeschwindigkeit und Temperatur sind variabel und dem Befinden des Patienten angepaßt.

Ein Teil des Schlauchsystems führt durch ein »Schaufenster«, so daß man verfolgen kann, wie die Schlacken oder manchmal sogar noch in der Kindheit verschluckte Murmeln herausgespült werden. Der Therapeut führt gleichzeitig von außen eine Massage des Dickdarms durch.

So werden also vor allem Ansammlungen von alten Schlacken und Kotreste aus dem Dickdarm gelöst und herausgespült. Die Spülungen und auch die variable Temperatur regen den trägen Darm wieder zu einer verbesserten Tätigkeit an; Verkrampfungen lösen sich. Solch eine Spülung kann durch Zugabe von perlendem Sauerstoff noch unterstützt werden. Dadurch werden die Darmflora regeneriert und der Aufbau einer neuen Darmflora begünstigt. Auch aus dem Darm kann ein gewisses Quantum an Sauerstoff in das Blut aufgenommen werden. Die Darmsanierung dient auch der Ausleitung von Giften und ist ein gutes unterstützendes Mittel in der Behandlung von Allergien. Die Kolon-Hydrotherapie ist sehr zu empfehlen; sie ist schonend, schmerzfrei und keineswegs unappetitlich.

## Der Aderlaß

Fast ein jeder von uns hat zu dickes Blut. Die Gründe dafür sind schon an anderer Stelle beleuchtet worden: falsche Ernährung, Bewegungsmangel, Ansammlung von Giften und Schlackenstoffen, dazu Rückvergiftungsvorgänge. Zu dickes Blut fließt langsamer und schlechter durch die Gefäße als dünnflüssiges. Es kann auch schlechter oder fast gar nicht mehr die ganz dünnen, feinen Kapillaren passieren. So kommt es zu Durchblutungsstörungen, mangelndem Sauerstofftransport in verschiedene Gewebe wie auch mangelndem Abtransport von verbrauchtem Blut und in der Folge wiederum zu weiterer Ansammlung von Schlackenstoffen und $CO_2$ in den zu ver- **Verschlackung** sorgenden Geweben. Zu dickes Blut ist ein Risikofaktor für die Entstehung von Gefäßverschlüssen, Herzinfarkt und auch Schlaganfall.

Hämatokrit

Über die Fließfähigkeit des Blutes gibt uns der sog. Hämatokrit Auskunft. Dieser Wert läßt sich labormäßig bestimmen. Der Wert zeigt in Prozent den Anteil der festen zu den flüssigen Bestandteilen des Blutes. Durch Verdünnung des Blutes verbessert man seine Fließfähigkeit, so daß es besser durch die feinen Kapillaren zu den einzelnen Zellen und Geweben gelangen und diese auch besser mit Sauerstoff und Nährstoffen versorgen kann. Die älteste und natürlichste Methode dafür ist der Aderlaß. Ihn kennt man schon seit dem Mittelalter. Damals wurden durch Aderlaß verschiedenste Krankheiten geheilt, auch wenn er bisweilen als Allheilmittel mißverstanden wurde.

Mit der Zeit verlor der Aderlaß an Bedeutung, bis in den 80er Jahren unseres Jahrhunderts US-amerikanische Wissenschaftler entdeckten, daß die Raten von Erkrankungen wie Herzinfarkt und Schlaganfall bei denjenigen Patienten deutlich niedriger waren, bei denen in regelmäßigen Abständen ein Aderlaß durchgeführt wurde.

Eine weitere wichtige Wirkung eines Aderlasses ist die der Anregung der Blutneubildung. Dadurch wird nochmals die Fließfähigkeit verbessert. Dies ist noch ein weiterer Faktor, um das Arterioskleroserisiko zu verringern.

Hämodilution

Eine weiterführende Form des Aderlasses ist die sog. Hämodilution. Hier wird nach der Abnahme einer bestimmten Menge Blut sofort mindestens die Hälfte davon in Form einer neutralen Infusionsflüssigkeit reinjiziert. Dies hat eine stabile Blutverdünnung zur Folge. Nimmt man nämlich nur Blut ab, ohne für eine entsprechende Substitution des Volumens zu sorgen, wird das Blut nach einer Zeit durch den anregenden Effekt auf die Neubildung der Blutkörperchen noch dicker als zuvor.

Aderlaß und Sauerstofftherapie unterstützen sich. Eine Hämodilution erhöht die Wirksamkeit der HOT-Anwendung deutlich, insbesondere bei Durchblutungsstörungen. Jeder naturheilkundlich orientierte Arzt, der ganzheitlich behandelt, wird Sie gerne zu diesem Thema beraten!

# Kapitel 5: Was kann ich selbst tun?

»Zuviel Luft ist immer besser als zuwenig.«
*Theodor Fontane*

Sie können selbst sehr viel tun, um Ihre Versorgung mit Sauerstoff zu verbessern. Dazu zählen körperliche Bewegung, die richtige Atemtechnik, eine vernünftige Ernährung. Jede Art von Bewegung an der frischen Luft tut Ihnen sehr gut. Die Art der Bewegung oder des körperlichen Trainings sollte aber Ihrem Alter, Ihrer Kondition und ihrem Kräftezustand angepaßt werden. Auch die Reize des Wetters sind dabei von Bedeutung. Sie härten den Körper ab, sie verbessern die Durchblutung, sie kräftigen die Muskulatur, sie entspannen das Nervensystem. Man fühlt sich besser, leistungsfähiger, entspannter, schläft auch besser.

## Bewußt atmen

Unsere Atmungsbewegungen werden von einem Atemzentrum im verlängerten Mark im Gehirn gesteuert. Auch das Zwischen- und Mittelhirn beeinflussen die Atmung. Das Atemzentrum erhält seine Erregungsimpulse vom Blut und von verschiedenen Nervenbahnen; es funktioniert automatisch: Ist zuwenig Sauerstoff im Blut, gibt die Zentrale den Muskeln umgehend den Befehl, die Atmung zu beschleunigen. Diese Abläufe spüren wir auch beim Gähnen – wenn wir ein Sauerstoffdefizit haben, wird der Gähnreflex aktiviert. Mit dem Gähnen holt sich der Körper zusätzlichen Sauerstoff und atmet verstärkt das »Abfallprodukt« Kohlendioxyd aus.

**Wenn der Atem stockt**

Meistens atmen wir ohne unseren willentlichen Einfluß. Wenn wir uns körperlich anstrengen, atmen wir automatisch schneller. Die Atmung ist auch ein Spiegelbild unserer Seele. Bei einem Schock »stockt einem der Atem«; sind wir erregt, beschleunigt sich die Atmung. Wir spüren, wenn dem Organismus Sauerstoff fehlt. In schlecht gelüfteten, geschlossenen Räumen fühlen wir uns rasch schlapp und müde. An der frischen Luft dagegen werden wir meist sofort munterer und leistungsfähiger. Wir können aber auch steuernd eingreifen und aktiv, bewußt atmen. Damit erreichen wir ein größeres Aufnahmevolumen beim Sauerstoff und trainieren unsere Lunge, ihre volle Kapazität zu nutzen.

Hier einige Tips für das bewußte Atmen:

- Setzen Sie auf vernünftig dosierte körperliche Belastung, etwa durch Walking oder Jogging. Dies sind wirkungsvolle Formen des Ausdauertrainings, sie kräftigen Herz, Kreislauf und eben die Atmung. Das Sauerstofftransportsystem verbessert sich deutlich, die Lunge wird funktionstüchtiger. Auch andere Ausdauersportarten wie Schwimmen oder Skilanglauf sind hervorragend geeignet, Ihre Sauerstoffbilanz zu verbessern.
- Wenn Sie Gymnastik betreiben, tun Sie es bei geöffneten Fenstern.
- Ob im Büro oder zu Hause: Befreien Sie sich mehrmals täglich von schlechter Luft. Dies geschieht nach einem einfachen Muster: Atmen Sie bewußt und sehr *aktiv aus,* und atmen Sie *passiv ein.* Bei der Ausatmung sollten Sie sich richtig anstrengen, denn durch das Zusammenziehen des Brustkorbs entfernen Sie die verbrauchte Luft und schaffen viel Platz für frischen, sauerstoffgesättigten Atem. Den holen Sie sich nach einer kleinen Pause, indem Sie ohne Anstrengung den Brustkorb entspannt zum Einatmen sich erweitern lassen. Machen Sie diese Atemübung mehrmals täglich, wobei das bewußte, kräftige Ausatmen das Wichtigste ist. Sorgen Sie auch zu Hause für eine gesunde Raumluft – etwa durch Zimmerpflanzen.

## Rauchen ist Gift

Rauchen ist Gift. Damit erzählen wir Ihnen nichts Neues. Starkes Rauchen fördert Lungenkrebs, kann zu Herzinfarkt und vielen Gefäßleiden führen. Nikotinkonsum hinterläßt auch Spuren auf der Haut, es macht körperlich schlapp. In Deutschland, so eine Schätzung des Bundesgesundheitsministeriums, sterben jährlich rund 140 000 Menschen an den Folgen des Rauchens.

! Wenn Sie starker Raucher sind, haben Sie vielleicht schon versucht, weniger zu rauchen, eine leichtere Zigarettenmarke gewählt oder Rauchpausen eingelegt – auf mittlere Sicht sind Sie damit aber immer wieder gescheitert. Es ist wie mit jeder Sucht: Wenn Sie das Rauchen wirklich aufgeben möchten, müssen Sie es ehrlich wollen, sonst sind alle Hilfsmittel und Therapien, von der Akupunktur oder Akupressur über Nikotinpflaster bis hin zu Gummibärchen, nutzlos. Über kurz oder lang werden Sie wieder rauchen und sich dann noch schlechter fühlen.

Die meisten Raucher, die inhalieren und ein Päckchen Zigaretten und mehr am Tag konsumieren, sind abhängig vom Nervengift Nikotin, oft mehr psychisch als körperlich. Sind Sie innerlich bereit, den Schritt in eine rauchfreie Zukunft zu wagen, empfehlen sich seriöse Raucherentwöhnungskurse. Mit einem sehr starken Willen können Sie auch allein den Absprung finden. Fahren Sie zu diesem Zweck an einen schönen Urlaubsort, am besten in Regionen mit Reizluft wie an der Nordsee oder in den Alpen. Treiben Sie in der ersten Zeit ohne Glimmstengel tüchtig Sport, genießen Sie die Luft und den Duft der Natur, den völlig neuen Geschmack beim Essen.

Nervengift Nikotin

Die Stunde der Bewährung kommt später: im stressigen Büroalltag, in der häuslichen Routine. Dann wird die Versuchung immer wieder aufkeimen. Auch hier ist der Sport ein guter Ausgleich. Erst wenn sich das Leben ohne Nikotin tief in Ihr Verhaltensmuster eingeprägt hat, haben Sie es geschafft. Erst nach acht bis zehn Jahren wird Ihre Lunge ganz vom Teer befreit sein, und Sie werden, was das Krebsrisiko angeht, mit den Nichtrauchern statistisch gleichgezogen haben.

Wenn Sie aber unbedingt weiterrauchen wollen, sollten Sie wenigstens auf Symptome achten, die möglicherweise auf Lungenkrebs hinweisen: anhaltender Reizhusten, Auswurf von Schleim, ständige Heiserkeit, Appetitlosigkeit, Erschöpfungszustände. Der Arzt kann einen keimenden Lungenkrebs nur über eine Röntgenuntersuchung feststellen. Übrigens: Männer erkranken rund siebenmal so häufig an Lungenkrebs wie Frauen.

Die Risiken des Rauchens können Sie durch eine entsprechende Lebensführung etwas eingrenzen. Fachleute empfehlen Rauchern die verstärkte Einnahme von Vitamin C (zweimal täglich 1 Tablette à 500 mg oder die entsprechende Dosis in Depotform) und anderer Vitamine sowie von Mineralstoffen (s. a. unten).

## *Fitnesstraining für Raucher*

Von größter Bedeutung für Raucher, die ihre Risiken vermindern wollen, ist ein geeignetes Fitnesstraining. Am besten ist eine regelmäßige Ausdauersportart. Wenn Sie viel joggen, schwimmen oder

Ausdauersport hilft

radfahren, nimmt auch Ihr Verlangen nach Nikotin ab. Ausdauersport mindert das Risiko, sich die Krankheiten zuzuziehen, die für Raucher typisch sind: Herzinfarkt, Krebs, Schlaganfälle oder Thrombosen, um nur einige zu nennen.

Ein paar Grundregeln für das Fitnesstraining und den Alltag:

- Rauchen Sie nicht, wenn Ihnen vom Training noch die Zunge aus dem Hals hängt. Gerade in diesem Zustand würden Sie den Zigarettenrauch besonders tief inhalieren. Direkt nach dem Training ist die stärker durchblutete Schleimhaut der Atemwege für Gifte wie Nikotin besonders aufnahmefähig. Das gilt auch für die Zeit direkt nach einem Saunagang.
- Verändern Sie Ihre Gewohnheiten. Buchen Sie im Restaurant, im Flugzeug oder Zug Nichtraucherplätze – so sind Sie wenigstens für Stunden rauchfrei. Das geht besser, als Sie glauben.
- Rauchen Sie nie vor dem Frühstück und nie im Bett.
- Benutzen Sie eine Zigarettenspitze mit Wechselfilter. Im Filter bleiben dann wenigstens die Teerpartikel hängen. Vielleicht kommen Sie beim Auswechseln des schwärzlich-öligen Filters doch auf die Idee, das Rauchen lieber ganz zu lassen.

## Die Orthomolekulare Medizin und ihre Vitalstoffe

Auch die Ernährung spielt eine wichtige Rolle für Ihre persönliche Sauerstoffbilanz. Hier wollen wir ein wenig auf die Erkenntnisse der Orthomolekularen Medizin eingehen. Was ist das? Der Begriff stammt aus dem Griechischen – von orthos = richtig und molekular, bezogen auf die Bausteine unserer Materie, die Moleküle.

> Leitmotiv Orthomolekularer Medizin ist es, auf die richtigen kleinen Bausteine zu setzen, also auf die richtige Ernährung und auf die Zufuhr der richtigen lebensnotwendigen Substanzen wie Vitamine, Mineralstoffe, Spurenelemente, essentielle Fett- und Aminosäuren.

Linus Pauling

Heute hat die Orthomolekulare Medizin einen festen Platz in der präventiven Medizin wie auch in der Therapie vieler Erkrankungen, wobei es besonders darum geht, den Kräfte- und Immunstatus anzuheben. Der Begründer der Orthomolekularen Medizin ist der amerikanische Biochemiker und Nobelpreisträger Linus Pauling. Seine Definition lautet: Orthomolekulare Medizin ist die Erhaltung guter

Gesundheit und die Behandlung von Krankheiten durch Veränderung der Konzentration von Substanzen, die normalerweise im Körper vorhanden und für die Gesundheit verantwortlich sind. So fand Pauling im Laufe seiner klinischen Studien beispielsweise heraus, daß eine zusätzliche Zufuhr an Vitamin C die Überlebensdauer von Krebspatienten erheblich verlängert – genau gesagt um das Vierfache. Pauling nahm selbst zeit seines langen Lebens sehr hohe Dosen an Vitaminen zu sich. Seine Tagesdosis an Vitamin C entsprach 14 Brausetabletten zu 1 g, wie sie bei uns gebräuchlich sind.

Die Orthomolekulare Medizin ist eine wertvolle Ergänzung der Schulmedizin. Sie hat feste wissenschaftliche Fundamente. Durch die Nutzung von natürlichen Wirkstoffen oder Substanzen, die in der Nahrung wie auch in unserem Körper vorkommen, werden Körperfunktionen und Krankheiten positiv beeinflußt. Diese Substanzen sind Vitalstoffe – Vitamine, Mineralstoffe, Aminosäuren. Unser Körper braucht sie in ausreichender Menge, um gesund und leistungsfähig zu sein und zu bleiben. Nicht jeder Organismus erhält die ausreichende Menge dieser Stoffe. Dies hängt von unserer Ernährung wie auch von unseren Lebensgewohnheiten ab, von den Einflüssen unserer Umwelt, den Erkrankungen, die unseren Körper belasten, auch von unserem Alter.

## Richtige Ernährung

Kaum einer von uns nimmt tagtäglich die erforderlichen und richtigen Nährstoffe in den entsprechenden Mengen, die der Körper benötigt, zu sich. An Kalorien spart der Mensch in der westlichen Überflußgesellschaft nicht, viele essen zuviel. Aber die Nahrung enthält nicht die erforderlichen lebenswichtigen Bestandteile. Es mangelt uns vor allem an Vitamin C, E, A, auch dem Provitamin A und an fast allen Vitaminen der B-Gruppe, ferner an Magnesium, Calcium, Jod, Selen und Zink.

**Vitaminmangel**

Dieser Mangel hat viele Gründe. Neben der ungenügenden Zufuhr von außen spielt auch die Art und Weise eine Rolle, wie die Nahrung zubereitet wird. Viele wertvolle Vitamine und Mineralstoffe gehen schon beim Zubereiten der Speisen verloren. Zu dem Defizit kommt es aber auch deswegen, weil unser Bedarf an Vitaminen und Mineralstoffen so hoch ist, daß er durch das Angebot aus der Nahrung allein nicht mehr voll gedeckt werden kann. Dies ist zum Teil durch die belastende Lebensweise in unserer Zivilisationsgesellschaft bedingt. Auch Laster wie Rauchen oder Alkoholkonsum erhöhen den täglichen Vitaminbedarf um ein Vielfaches. So wissen wir, daß z. B. Raucher einen doppelt so hohen Bedarf an Vitamin C haben.

Damit kommt der Orthomolekularen Medizin gerade in präventiver Hinsicht eine große Bedeutung zu; denn durch sie ist es möglich, viele Krankheitsursachen abzuwenden oder zu beheben – und das einfach durch die Zufuhr an körpereigenen orthomolekularen Substanzen in ausreichender Menge und der richtigen Zusammensetzung oder Kombination. Wichtig dabei ist die ausreichend hohe Dosierung dieser Stoffe und eine langfristige Anwendung. Es ist nämlich ein großer Unterschied, ob wir uns ein Vitamin in einer geringen Menge zuführen oder in einer hohen Dosis. In niedriger Menge hat es höchstens eine nahrungsergänzende Wirkung. In einer ausreichend hohen Dosierung jedoch kann es therapeutisch wirksam sein und Mängel und Schäden beheben.

## *Sinnvoll kombinieren*

**Multivitaminpräparate wertlos**

So sind z. B. Multivitaminpräparate therapeutisch völlig wertlos. Sie dienen nur der Ergänzung einer ausgewogenen Ernährung bei einem Menschen, der eigentlich völlig gesund ist und keinen besonderen Anforderungen ausgesetzt ist. Für einen Effekt, der Krankheiten vorbeugen oder diese gar kurieren soll, ist dies aber nicht ausreichend. Wichtig ist auch, die Vitamine und Vitalstoffe sinnvoll zu kombinieren, allein schon deshalb, weil die Ursachen von Erkrankungen oder Störungen in unserem Körper alle auch vielfältige Ursachen haben. Viele Menschen haben dabei Angst vor Überdosierung. Dies ist jedoch unbegründet. Wovon der Körper zuviel hat, scheidet er über den Urin wieder aus. Das ist die einzige und doch sehr harmlose Nebenwirkung.

Doch nicht nur Vitamine sind wichtig für eine ausgewogene Ernährung. Diese muß umfassend angelegt sein. Hier einige Regeln:

- Keine einseitigen Diäten! Eine gesunde Mischkost ist am besten. Von allem etwas – von keinem zuviel.
- Weniger Zucker und Süßes allgemein. Zucker ist ein hochgradiger Vitaminräuber in unserem Körper.
- So viele Lebensmittel wie möglich naturbelassen zu sich nehmen – Obst, Gemüse, Salate.

- Weniger Fleisch essen. Das beste Fleisch ist der Fisch! Doch auch bei den Fleischsorten gibt es Qualitätsunterschiede. Das hochwertigste Fleisch ist Lammfleisch, erst dann kommen Geflügelsorten, wie Huhn oder Pute, danach erst Kalb- bzw. Rindfleisch – und an letzter Stelle das Schweinefleisch.
- Viel trinken! Mineralwasser, versteht sich. 2 bis 3 Liter sind keineswegs zuviel.
- Wenig Alkohol und kein Nikotin.
- Regelmäßige Zufuhr an genügend Vitalstoffen zusätzlich. Diese sind lebenswichtig. Nur so kann sich der Körper regenerieren, also seine Abwehrkräfte stärken, seine Zellen erneuern, seine Gewebe aufbauen, den degenerativen Abbauprozessen entgegenwirken.

Haben wir zuwenig an Vitaminen und Vitalstoffen, so macht sich das nicht unbedingt gleich mit alarmierenden Zeichen bemerkbar. Das schleicht sich langsam in unser Befinden ein, ähnlich wie bei einer schlechter werdenden Durchblutung. Unser Körper ist ja auch fähig, Vitamine zu speichern. Deshalb reichen diese Vorräte teilweise noch sehr lange, um einen Mangel auszugleichen. Auch bei Laboruntersuchungen bemerkt man zunächst noch keine Mängel.

**Speicherung von Vitaminen**

! Doch nach und nach werden die Speicher leer. Zunächst treten je nach Kondition leichte Störungen der Befindlichkeit auf. Dann läßt die Belastbarkeit im Alltag allmählich nach – die körperliche, aber auch die geistige. Auch das vermag der Körper noch einige Zeit zu kompensieren. Doch danach können schon gesundheitliche Störungen aufkommen, wie eine erhöhte Anfälligkeit gegen Infekte, nervöse Beschwerden seitens des Darmes oder des Herzens, Kopfschmerzen unklarer Ursache oder auch schlechteres Hören bzw. Sehen. Geht der Vitaminmangel weiter, drohen Schädigungen verschiedener Gewebe.

## Die Welt der Vitamine

Hier nun ein kurzer Streifzug durch die Welt der Vitamine. Ohne Vitamine läuft gar nichts. Um zu leben und fit zu sein, benötigt unser Körper dauerhaft Energie. Diese erhält er durch die Nahrung und ihre Stoffe, die wir zu uns nehmen. Doch damit diese Stoffe auch entsprechend umgesetzt (besser: verstoffwechselt) werden können, braucht der Körper noch mehr. Er benötigt Helfersubstanzen, die all diese Prozesse zur Energiegewinnung regeln: die Vitamine.

Vitamine benötigen wir nur in ganz geringen Mengen, doch ohne sie geht es nicht. Ohne Vitamine werden wir krank. Beim Fehlen einiger droht uns sogar der Tod. Manchmal sinkt durch Vitaminmangel nur unsere Lebensqualität, wir fühlen uns schlapp und müde, ohne zu wissen, was uns eigentlich fehlt. In anderen Fällen entwickeln wir ernsthafte Erkrankungen, die dauerhafte Schäden nach sich ziehen können.

Auch unsere Zellen müssen sich täglich erneuern. Für diese Prozesse der Regeneration benötigen wir ebenfalls Vitamine, die dabei wichtige Steuerungsfunktionen übernehmen.

Vitamine sind sehr empfindliche Substanzen. Sie vertragen weder übermäßige Hitze noch Luft und auch nicht zuviel Licht. Manche werden bei der Zubereitung von Speisen richtiggehend weggekocht. Andere benötigen zur Ausübung ihrer Funktion wiederum Fett – die fettlöslichen Vitamine A, D, E und K. Deshalb ist es sehr wichtig, bei der Zubereitung von Nahrungsmitteln, die diese Vitamine enthalten, möglichst hochwertiges Öl zuzusetzen.

## *Frischkost statt Fast food*

Frische Nahrungsmittel haben den höchsten Vitamingehalt. Wer also etwas für die Vitaminversorgung tun möchte, sollte von Fast food auf Frischkost umsteigen. Auch Fleisch hat Vitamine zu bieten. Überzeugte Vegetarier riskieren daher Mangelerscheinungen bei dieser allzu einseitigen Ernährung.

**Mehr Vitamine brauchen**

- alle, die sich überwiegend von Fast food ernähren
- ältere Menschen
- Alkoholkonsumenten
- Raucher
- Schwangere und stillende Frauen haben fast den doppelten Vitaminbedarf
- Menschen, die dauerhaft Diät halten

Die meisten Vitamine kann unser Körper nicht selbst herstellen, es sei denn auf der Basis einiger Vorstufen, die ihm ebenfalls zugeführt werden müssen. Er ist also auf einen ständigen Nachschub für seinen Vitaminbedarf von außen angewiesen. Dieser Nachschub geschieht durch eine entsprechende Ernährung und Vitaminpräparate. Mit gezielter Vitaminzufuhr können wir nicht nur Mängeln vorbeugen, sondern auch unsere körperliche und geistige Fitness erhalten und steigern. Heute kennt man 13 Vitamine, die wir im einzelnen betrachten wollen:

13 Vitamine

## *Vitamin A*

Vitamin A gehört zu den fettlöslichen Vitaminen. Es ist eines der Vitamine, die unser Körper selbst aus einer Vorstufe bilden kann, dem Beta-Carotin. Beta-Carotin gehört zu den pflanzlichen Carotinoiden, die auch als Provitamin A bekannt sind. Im Körper ist Vitamin A ein wichtiger Baustein des Sehpurpurs, ohne den wir weder hell – dunkel noch Farben unterscheiden könnten. Weiterhin ist Vitamin A ein wichtiger Faktor bei der Bildung und Regeneration von Schleimhäuten und Knorpelgeweben.

Auch zur Fortpflanzung wird Vitamin A benötigt. Es schützt die Samenzellen und gewährleistet deren Fortbewegung bei der Befruchtung der Eizelle. Für die Gesundheit unserer Haut ist Vitamin A ebenfalls unentbehrlich. Außerdem gehört es zu den sog. Antioxydanzien und übt eine zellschützende Funktion aus. Letztendlich schützt seine Vorstufe, das Beta-Carotin, unseren Körper auch vor einigen Krebsarten.

Vitamin A finden wir in großer Menge in der tierischen Leber. Dies wußten auch schon die alten Ägypter und auch Hippokrates, die mit Leber Augenerkrankungen behandelten. Weiterhin ist es als Beta-Carotin in Möhren, Grünkohl, Fenchel, Tomaten und Aprikosen enthalten, um nur einige Quellen zu nennen. Kurzum: Alles, was eine schöne gelbe oder rote Farbe hat, enthält Beta-Carotin. Auch in sämtlichen Milchprodukten ist A-Vitamin bzw. Beta-Carotin enthalten.

Wie können sich Mangelerscheinungen äußern? Sie können es sich schon fast selbst denken, wenn Sie ein aufmerksamer Leser sind: Ein Mangel betrifft in erster Linie Ihre Augen. Die Sehkraft als solche kann gestört werden, dann auch die Lichtempfindlichkeit – es entsteht eine verstärkte Lichtscheu bei Sonneneinstrahlung. Die Anpassungsfähigkeit des Auges an das Dunkelwerden wird gemindert, bis hin zur Nachtblindheit.

Ein weiteres Sinnesorgan kann in seiner Funktionstüchtigkeit eingeschränkt werden – die Ohren. Ein Mangel an Vitamin A kann zu

Hörstörungen führen. Es drohen Schädigungen des Innenohrs, die auch Gleichgewichtsstörungen nach sich ziehen können.

An der Haut zeigt sich ein Mangel an A-Vitamin als Trockenheit und vermehrte Tendenz zur Faltenbildung. Nicht umsonst ist Vitamin A ein begehrter Zusatz vieler Anti-Falten-Cremes sowie spezieller Präparate zur Behandlung von Akne und Schuppenflechte (Psoriasis). Auch an den Nägeln und Haaren machen sich Mängel bemerkbar; die Nägel werden brüchig und das Haar glanzlos. Da die Schleimhäute ebenfalls Vitamin A benötigen, um voll funktionstüchtig zu sein, kann sich ein Defizit auch in Störungen des Magen-Darm-Trakts zeigen.

Die Deutsche Gesellschaft für Ernährung (DGE) empfiehlt eine tägliche Dosis von ca. 0,8 bis 1,0 mg, bei Störungen, die auf einen Mangel an A-Vitamin zurückzuführen sind, selbstverständlich auch mehr, aber nur unter Anleitung eines Arztes. Wenn Sie Ihre Augen regelmäßig sehr beanspruchen, z. B. durch Arbeit am Bildschirm, kann Ihr Bedarf an A-Vitamin steigen. Der Tagesbedarf läßt sich durch eine größere Karotte, 100 g Leber oder 150 g grünes Blattgemüse decken.

## *Die B-Vitamine*

**Thiamin**

Nun zur Gruppe der B-Vitamine, die alle wasserlöslich sind. *Vitamin $B_1$*, auch als *Thiamin* bekannt, braucht unser Körper für die reibungslose Übertragung von Nervenimpulsen und zur Stärkung der Muskulatur. Im Stoffwechsel wirkt es als Co-Enzym bei der Energiegewinnung aus Kohlenhydraten mit. Mangelerscheinungen machen sich als Reizbarkeit, Konzentrationsschwäche oder allgemeine Müdigkeit bis hin zu depressiven Verstimmungszuständen und Schlaflosigkeit bemerkbar. Auch können Verdauungsstörungen auftreten. In seltenen Fällen kann ein Mangel auch Herzrhythmusstörungen verursachen. Ebenso können Nervenentzündungen (wie sie sich im Rahmen einer Zuckerkrankheit oder bei übermäßigem Alkoholkonsum zeigen) und Muskelschmerzen wie auch Ödeme (Wasseransammlungen im Gewebe) Anzeichen eines Vitamin-$B_1$-Mangels sein.

Vitamin $B_1$ kommt in Bierhefe, Fleisch (speziell magerem Schweinefleisch), Vollkornprodukten, Naturreis und Kartoffeln vor. Die von der DGE empfohlene Tagesdosis beträgt 1,3 mg. Das ist enthalten in einem Teller ungeschältem Reis, 200 g Schweinefleisch oder 300 g Geflügel.

**Riboflavin**

Vom *Vitamin $B_2$ (Riboflavin)* hat die Milch ihre gelbliche Farbe. Wie die anderen B-Vitamine ist es ein wasserlösliches Vitamin, das vom

Körper nicht gespeichert werden kann. Deshalb ist der Körper auf regelmäßige Zufuhr des Vitamins von außen angewiesen.

Im Körper ist Vitamin $B_2$ ein wichtiger Baustein vieler Enzyme und am Stoffwechsel von Kohlenhydraten, Proteinen und Fetten beteiligt. Also spielt es eine wichtige Rolle bei der Energiegewinnung aus der Nahrung. Es hat Einfluß auf das Körperwachstum; es fördert Wundheilungen. Für alle Erneuerungsprozesse ist es von Bedeutung, so auch für das gesunde Wachstum von Nägeln und Haaren. Bei der Bildung des roten Blutfarbstoffs Hämoglobin spielt Vitamin $B_2$ gleichfalls eine Rolle. In der Lebensmittelindustrie wird es als natürlicher Farbstoff eingesetzt.

Mangelerscheinungen können sich auf sehr unbestimmte Weise bemerkbar machen: als allgemeine Abgeschlagenheit, Lustlosigkeit oder in Form von Hautreizungen, unspezifischen Hautentzündungen, Hautschuppungen, eingerissenen trockenen Lippen. Auch die Schleimhäute im Bereich der Mundhöhle können sich entzünden. An den Augen kann Vitamin-$B_2$-Mangel Hornhauttrübungen hervorrufen, letztlich bis hin zum grauen Star. Auch Blutarmut kann die Folge eines Mangels sein.

Vitamin $B_2$ ist in größeren Mengen in tierischer Leber enthalten sowie in Seelachs, Bierhefe und verschiedenen Gemüsearten wie Spinat oder Grünkohl. Auch Vollkornprodukte und Milchprodukte sind gute Lieferanten dieses Vitamins. Die DGE empfiehlt 1,5 bis 1,7 mg pro Tag.

**Pyridoxin**

*Vitamin $B_6$ (Pyridoxin)* besteht eigentlich aus drei Substanzen, die alle als Co-Enzyme an Wachstumsprozessen beteiligt sind. Pyridoxin spielt nicht nur beim Zellwachstum eine wichtige Rolle, sondern auch bei der funktionsspezifischen Ausrichtung der einzelnen Zellen.

Wie alle B-Vitamine ist es für die Funktion unserer Nerven sehr wichtig. Es hilft bei der Übermittlung von elektrischen Impulsen über die Nervenbahnen. Außerdem benötigt es unser Körper für die Synthese von Dopamin, einer Substanz, die von großer Bedeutung für unser Nervensystem und unsere Psyche ist. Vitamin $B_6$ wirkt stabilisierend und ausgleichend auf unser Gemüt. Außerdem ist an der Bildung einiger Hormone beteiligt.

Mangelsymptome können sich als Müdigkeit, Appetitlosigkeit oder depressive Verstimmungen äußern. In schweren Fällen kommt es zu Wachstumsstörungen oder Ausfällen im Nervensystem. Diese Mangelerscheinungen sind jedoch recht selten, da wir den täglichen Bedarf ohne weiteres gut abdecken können. Erhöhten Bedarf haben

Frauen, die über längere Zeit die Pille nehmen, oder auch Alkoholkranke.

Am meisten Vitamin $B_6$ steckt in Vollkornbrot; auch Fische wie Heringe oder Makrelen sind gute Lieferanten des Vitamins. Reich an Vitamin $B_6$ sind Schweinefleisch, Bierhefe oder Gemüsearten wie Paprika oder Bohnen. Die von der DGE empfohlene Tagesdosis beträgt 1,6 bis 1,8 mg. Diese kann durch 200 g Seefisch, 1 kg Bananen oder 100 g Nüsse gedeckt werden.

**Cobalamin**

*Vitamin $B_{12}$ (Cobalamin)* ist im Körper an vielen Stoffwechselprozessen als Co-Enzym beteiligt. Unter anderem spielt es bei der Blutbildung und der Zellteilung, also bei Wachstumsprozessen, eine Rolle. Wichtig: Für die Resorption des Vitamins aus der Nahrung wird ein sog. Intrinsic-Faktor benötigt. Dieser wird in der Magenschleimhaut gebildet. Bei Entzündungen der Magenschleimhaut oder anderen Resorptionsstörungen kann es zur Verminderung der Vitaminaufnahme kommen. Der Körper ist nicht imstande, die ihm angebotene Substanz zu nutzen. Besonders wichtig ist das für ältere Menschen und Vegetarier. Sie sollten von Zeit zu Zeit ihren Vitaminhaushalt überprüfen lassen. Trotzdem ist ein Vitaminmangel heutzutage relativ selten.

**!** Ein Mangel kann sich als Anämie (Blutarmut) äußern. Anzeichen dafür sind schwach durchblutete Schleimhäute und blasse Haut. Auch Zungenbrennen, Magen- und Darmbeschwerden, allgemeine Abgeschlagenheit und Müdigkeit können auftreten. Schwerer Mangel führt zu nervlichen Störungen; bei der funikulären Myelose verkümmern bestimmte Nervenbahnen.

Vitamin $B_{12}$ kommt in Schweinefleisch vor, besonders in der Schweineleber, aber auch in anderen Innereien wie den Nieren. Käsearten sind ebenfalls gute Quellen von Vitamin $B_{12}$, und zwar sowohl Hartkäse als auch Weichkäsearten, dazu andere Milchprodukte. Die DGE empfiehlt eine Dosis von 3 mg pro Tag. Diese ist z. B. enthalten in einem halben Liter Milch oder 100 g Käse.

**Niacin**

*Niacin* war früher auch als Vitamin $B_3$ bekannt oder als Vitamin PP. Handelsformen sind Nicotinsäureamid oder Nikotinsäure. Niacin ist in unserem Körper an zahlreichen Stoffwechselprozessen beteiligt. Es wirkt bei der Energiegewinnung mit, speziell bei der Energie, die für unser Nervensystem von Bedeutung ist. Außerdem trägt das Vitamin dazu bei, daß die Haut ausreichend elastisch bleibt – über die Regulation der Kollagenbildung. Niacin sorgt auch für die richtige Neubildung abgestorbener Zellen, und es wirkt der Entstehung von Thrombosen entgegen.

Niacin kann unser Körper auch selbst herstellen – aus der Aminosäure Triptophan. Es wird in der Leber gespeichert, so daß kaum Unterversorgung möglich ist. Heute wird Niacin in der Medizin zur Behandlung von Darmkrankheiten und bei Leberschäden eingesetzt. Auch gegen Vergiftungen durch Alkohol oder Schwermetalle kommt es zum Einsatz. Außerdem hat es eine gefäßerweiternde Wirkung. In vielen Arten von Fleisch oder auch Fisch ist reichlich Niacin vorhanden, auch in Nüssen, Kartoffeln und Reis. Die DGE empfiehlt 15 bis 20 mg pro Tag.

**Pantothensäure**

Die *Pantothensäure* war früher auch als Vitamin $B_5$ bekannt. Handelsformen sind Calcium-Pantothenat, Natrium-Pantothenat, Panthothenol. Ein Mangel hat keine ernsthaften Folgen. Das Vitamin kann das Ergrauen der Haare verhindern; allerdings führt eine vermehrte Zufuhr an Pantothenol nicht mehr zur ursprünglichen Haarfarbe.

Eine Rolle spielt das Vitamin für die gesunde Wundheilung. Es ist in allen Zellen vorhanden und an allen Stoffwechselprozessen beteiligt. Wichtig ist die Beteiligung am Aufbau unseres Bindegewebes. Auch regt Pantothensäure die Tätigkeit unserer Muskeln an.

Bei ausgewogener Ernährung kommt es kaum zu einer Mangelerscheinung. Diese kann sich nur in Zusammenhang mit einem Defizit an anderen Vitaminen der B-Gruppe manifestieren. Pantothenol ist in fast allen Lebensmitteln tierischen und pflanzlichen Ursprungs enthalten. Die von der DGE empfohlene Tagesdosis beträgt ca. 6 mg.

**Folsäure**

Die *Folsäure* gehört ebenfalls zur Gruppe der B-Vitamine; sie kommt in Lebensmitteln pflanzlichen und tierischen Ursprungs vor. Ihre genaue Wirkungsweise ist bis heute noch nicht ganz erforscht. Folsäure hat eine wichtige Aufgabe bei der Blutbildung und für den Eisenhaushalt, gemeinsam mit Vitamin $B_{12}$ und Vitamin C.

Die Folsäure wirkt bei der Reifung der roten Blutkörperchen mit wie auch bei der Bildung von Blutplättchen, die der Körper für die Blutgerinnung benötigt. Sie ist auch für unser Immunsystem von Bedeutung, da sie die Bildung weißer Blutkörperchen fördert. Auch an der Zellregeneration ist die Folsäure maßgeblich beteiligt.

Sie ist sehr empfindlich gegen Licht und Hitze. Wer aufgewärmtes Essen zu sich nimmt oder regelmäßig in Kantinen ißt, riskiert einen Mangel. Dieser geht oft mit Eisenmangel einher. Dies zeigt sich zunächst an Zellen mit einer hohen Neubildungsrate – an den Blutzellen. Die Folge ist also Blutarmut. Es kann auch zu Schleimhautveränderungen im Verdauungstrakt kommen. Erste Zeichen können z. B. Zungenbrennen oder Durchfälle sein. Am sichersten stellt der Arzt den Folsäuremangel durch eine Blutuntersuchung fest.

Reich an Folsäure sind Vollkornprodukte, Bierhefe, aber auch grünes Gemüse wie Spinat, Kohl oder Brokkoli. Die von der DGE empfohlene Tagesdosis beträgt 300 mg.

*Vitamin H* ist auch als *Biotin*, als Haut- und Haarfaktor, bekannt. **Biotin** Biotin nehmen wir einerseits aus unserer Nahrung auf, andererseits kann es unser Körper auch selbst durch die Tätigkeit der Darmbakterien erzeugen. Biotin ist an Stoffwechselprozessen, bei denen Kohlenhydrate und Fette verarbeitet werden, beteiligt.

Es ist wichtig für die Bildung von Acetylcholin, das für die Überleitung von Impulsen von den Nerven an die Muskeln bedeutsam ist. Wir brauchen es also, damit die Nerven ihre Befehle weiterleiten können. Außerdem ist das Vitamin wichtig für die Schönheit der Haut samt ihrer Anhangsgebilde – der Nägel und Haare.

Mangelerscheinungen können sich als Müdigkeit und Abgeschlagenheit bemerkbar machen oder eben an der Haut. Dort kann es zu Entzündungen oder Schuppenbildung kommen. Biotin findet sich in Vollkornprodukten, Hefe, Naturreis und Linsen. Auch Champignons und Eier enthalten beachtliche Mengen dieses Vitamins. Die von der DGE empfohlene Tagesdosis liegt bei 30 bis 100 mg. Vorsicht beim Verzehr von rohen Eiern! Das rohe Eiweiß enthält Avidin; dieses bindet das Biotin und macht es so unwirksam.

## *Vitamin C (Ascorbinsäure)*

Vitamin C spielt eine zentrale Rolle im Körper. Manche sagen, es sei das wichtigste Vitamin überhaupt. Ohne Vitamin C würden wir innerhalb weniger Monate sterben! Das Vitamin ist wasserlöslich, außerdem gehört es zu den sog. Radikalfängern und schützt die Zellen, insbesondere vor oxydativen Prozessen. Vitamin C hat eine wichtige Rolle im Abwehrsystem unseres Körpers: Die weißen Blutkörperchen brauchen es, um funktionieren zu können. Vitamin C steigert die Aktivität von Freßzellen der körpereigenen Abwehr. Außerdem steuert es die Sauerstoffaufnahme in den Zellen.

Vitamin C ist für eine gesunde Wundheilung von großer Bedeutung. Es ist an der Bildung von Bindegewebe beteiligt und damit auch für die Elastizität der Haut verantwortlich; deshalb ist es auch in vielen Kosmetika enthalten. Unser Körper braucht es, um Eisen aufzunehmen. Daher empfiehlt es sich, zu Mahlzeiten einen Schluck Orangensaft oder ähnliches zu trinken, um die Eisenaufnahme aus der Nahrung zu gewährleisten. Vitamin C entgiftet den Organismus – es hemmt die Bildung von schädlichen Nitrosaminen. Außerdem gibt uns das Vitamin Kraft: Es steuert unsere Aktivität durch die Bildung von sog. biogenen Aminen – Adrenalin, Noradrenalin, Dopamin.

**Hemmung der Nitrosamine**

Ein Mangel an C-Vitamin ist in der Wohlstandsgesellschaft sehr unwahrscheinlich, da es als Zusatz in vielen industriell hergestellten Nahrungsmitteln enthalten ist. Manchmal braucht der Körper allerdings auch mehr – in Zeiten starker körperlicher und seelischer Belastung oder wenn man viel raucht oder trinkt. Anzeichen für einen Mangel können Müdigkeit, erhöhte Anfälligkeit gegen Infekte und Ermüdbarkeit sein. Auch Zahnfleischbluten, eine verzögerte Wundheilung oder vermehrte Blutungsneigung aus Kapillaren können auf einen Mangel hindeuten.

Vorsicht, wenn Sie Aspirin nehmen – es beschleunigt die Ausscheidung von C-Vitamin! Auch bei der Einnahme von Cortison, Antibiotika oder Schlaf- und Beruhigungsmitteln ist die Aufnahme des C-Vitamins beeinträchtigt.

Vitamin C ist in allen Obst- und Gemüsesorten enthalten. Besonders hoch ist der Gehalt an C-Vitamin in Paprika, schwarzen Johannisbeeren, Brokkoli und Kiwis. Wußten Sie, daß Kiwis mehr Vitamin C enthalten als Zitronen, Orangen oder Grapefruit? Wieviel Sie brauchen? Die von der DGE empfohlene Tagesmenge liegt bei 75 bis 100 mg. Enthalten ist diese in zwei Kiwis, vier Zitronen oder zwei Glas schwarzem Johannisbeersaft.

## *Vitamin D (Cholecalciferol)*

Das D-Vitamin ist keine einheitliche Substanz. Es handelt sich um die Bezeichnung für mehrere Stoffe, die unser Körper selbst herstellen kann. Um aber in den für den Körper nutzbaren aktiven Zustand zu gelangen, benötigen wir Sonnenlicht. Vitamin D wird in unserem Körper in der Haut gebildet. Es gehört zu der Gruppe der fettlöslichen Vitamine. In der Natur findet man es recht selten.

> Vitamin D ist wichtig für alle harten Bestandteile unseres Körpers – unsere Knochen und unsere Zähne. Es ist verantwortlich für die Einlagerung von Calcium und Phosphor in unsere Zähne und Knochen. Ohne dieses Vitamin würden die Zähne und die Knochen erweichen.

In unserer Zeit ist ein manifester Mangel an D-Vitamin relativ selten. Er zeigt sich in erster Linie an den Knochen. Es kommt zur Knochenerweichung und Entkalkung – zu Osteoporose bei Erwachsenen oder zu Rachitis bei Kindern.

Hohe Konzentrationen des D-Vitamins finden sich in Lebertran und in Seefischen. Auch das Ei und verschiedene Käsearten haben einen ansehnlichen Gehalt an Cholecalciferol. Die von der DGE empfohlene Dosis beträgt für Erwachsene 5 mg pro Tag.

## *Vitamin E (Tocopherol)*

Auch dieses Vitamin ist keine einheitliche Substanz, sondern besteht aus mehreren Stoffen. Der aktivste und bekannteste davon ist das Alpha-Tocopherol. Vitamin E wurde zufällig bei Tierversuchen als Fruchtbarkeitsfaktor entdeckt. Mittlerweile wissen wir jedoch, daß dies nicht die wichtigste Funktion dieses Stoffes ist. Neben Vitamin C ist es das wohl am meisten angepriesene Vitamin auf dem Gesundheitsmarkt. Zeitweise wurden ihm wahre Wunderwirkungen zugeschrieben.

Antioxydative Wirkung

Wichtig ist die antioxydative Wirkung von Vitamin E. Es hat nämlich wie das C-Vitamin die Fähigkeit, die schädlichen freien Radikale, die unsere Zellen angreifen, zu neutralisieren. Weiterhin schützt es unsere Gefäße vor atherosklerotischen Ablagerungen. Auch vor krebserregenden Schadstoffen vermag es den Körper zu schützen. Vitamin E ist wichtig für eine gesunde Haut, beugt der Faltenbildung vor und erhält unsere Haut elastisch; deshalb ist es als Zusatz in vielen Kosmetika enthalten.

Mangelzustände sind äußerst selten, denn der Körper vermag das Vitamin zu speichern. Trotzdem ist eine Zufuhr von 50 bis 100 mg pro Tag empfehlenswert. Wer einen antioxydativen Schutzeffekt sichern möchte, der muß sogar mehr zu sich nehmen. Bitte keine höheren Dosen über längere Zeit hinweg einnehmen! Auf jeden Fall vorher einen Arzt konsultieren. Es kann nämlich zur Überdosierung kommen, deren Anzeichen Sehstörungen, Muskelschmerzen und Müdigkeit sein können. Auch Störungen im Magen-Darm-Trakt wie Übelkeit und Durchfälle sind nicht selten.

Am meisten findet man Vitamin E in hochwertigen Ölen. Achten Sie darauf, daß das Öl in einer dunklen Flasche gelagert ist, da das Vitamin sehr lichtempfindlich ist und durch intensive Sonneneinstrahlung zerstört werden kann! Auch in vielen Gemüsesorten ist Vitamin E enthalten – in Paprika oder Kohl und Fenchel. Auch Eier und Butter wie auch die Avocadofrucht sind eine hochwertige Quelle.

Wieviel Sie brauchen? Die von der DGE empfohlene Tagesdosis beträgt 50 bis 80 mg. Für einen antioxydativen Schutzeffekt benötigen Sie mehr – etwa eine Menge, die in zwei Eßlöffeln hochwertigen Öls enthalten ist.

## *Vitamin K*

Es ist wie die Vitamine A, D und E ein fettlösliches Vitamin. Dabei handelt es sich um eine ganze Reihe von Substanzen. Vitamin $K_I$ wird in grünen Pflanzen gebildet, Vitamin $K_2$ dagegen entsteht im Darm. Die wichtigste Aufgabe des Vitamins ist seine Beteiligung an der Blutgerinnung in unserem Körper. Außerdem fördert es den Eiweißstoffwechsel und sorgt zusammen mit Vitamin D für den Aufbau unserer Knochen.

**Verlängerte Blutgerinnungszeit**

Ein Mangel an K-Vitamin äußert sich als verlängerte Blutungszeit bzw. Blutgerinnungszeit. Schon bei kleinsten Verletzungen kommt es beispielsweise zu länger anhaltenden Blutungen. Manchmal sind diese auch nur unter der Haut als blaue Flecken zu erkennen – als Folge von Kapillarblutungen. Ernährungsbedingt kommt es kaum zu einem Mangel an Vitamin K. Bei Darmerkrankungen ist ein Defizit nicht selten. Auch die Einnahme von Antibiotika kann zum Fehlen von K-Vitamin führen, da sie die Darmflora beeinflußt. Auch zur Unterstützung einer Osteoporosetherapie wird K-Vitamin verabreicht.

Wichtige Lieferanten des Vitamins sind Küchenkräuter und viele Gemüsearten. In Vollkornprodukten ist es enthalten, aber auch in Rind- und Hühnerfleisch. Die DGE empfiehlt 60 bis 80 mg pro Tag.

**Auf einen Blick**

| *Wasserlösliche Vitamine* | *Fettlösliche Vitamine* |
|---|---|
| Vitamin C | A-Vitamin |
| Vitamine der B-Gruppe | E-Vitamin |
| Vitamin $B_1$ – Thiamin | D-Vitamin |
| Vitamin $B_2$ – Riboflavin | K-Vitamin |
| Vitamin $B_6$ – Pyridoxin | |
| Vitamin $B_{12}$ – Cobalamin | |
| Niacin – ehemals Vitamin $B_3$ | |
| Pantothensäure – ehemals Vitamin $B_5$ | |
| Biotin – Vitamin H | |
| Folsäure | |

## Vitamine in der Küche

Im allgemeinen gehen bei der üblichen Zubereitung von Speisen in der Küche zwischen 20 und 30 Prozent des Vitamingehalts verloren. Was sollte man also beachten? Die Speisen nicht lange lagern – alles möglichst frisch verzehren! Alle Nahrungsmittel im Kühlschrank aufbewahren – als Schutz vor Licht, Sauerstoff und Wärme. Die Zutaten für die Speisen erst kurz vor dem Garen putzen und zerkleinern. Die geputzten und zerkleinerten Zutaten nicht länger als notwendig liegen lassen. Gemüse vor dem Kochen nicht wässern. Beim Garen möglichst wenig Wasser verwenden. Die Speisen nicht länger als nötig garen. Gemüse soll noch Biß haben. Den Gemüsesud verwenden, er enthält wichtige Vitamine und Mineralstoffe.

## Gibt es eine Überdosis?

Hypervitaminose

Ein Zuviel an Vitaminen bezeichnet man als Hypervitaminose. Sie ist jedoch äußerst selten. Früher glaubte man, daß es bei den fettlöslichen Vitaminen leicht zu einer übermäßigen Anreicherung im Körper kommen könne. Doch dies kann nur eintreten, wenn man hochdosierte Vitaminpräparate über längere Zeit hinweg und in Megadosen schluckt. Unter normalen Umständen kann nichts geschehen, davon abgesehen, daß beispielsweise die übermäßige Einnahme von Vitamin C zu Durchfall führen kann. Beachten Sie bitte die Beipackzettel von Vitaminpräparaten! Bei einigen Vitaminen empfiehlt sich, wie schon erwähnt, die Rücksprache mit dem Arzt.

Wie können Sie feststellen, wie es um Ihren Vitaminhaushalt bestellt ist? Am sichersten und genauesten durch eine Blutanalyse. Diese kann auch Ihr Hausarzt vornehmen. Mittlerweile führen fast alle Labore solche Vollblutuntersuchungen durch.

## Tabletten, Kapseln, Drinks

Normalerweise reicht eine ausgewogene Ernährung, um den Vitaminbedarf zu decken. In vielen Fällen, die wir schon erwähnt haben, können Sie aber die Vitaminzufuhr durch Präparate ergänzen. Die Vielfalt der Vitaminpräparate in Tabletten- und Kapselform, als Zusätze und Drinks ist mittlerweile kaum noch zu überschauen. Hier einige Hinweise:

- Die schützenden Vitamine C, E und Beta-Carotin sollte man sich in höherer Dosierung zusätzlich und vorbeugend zuführen. Nehmen

Sie die Präparate am besten zu den Mahlzeiten, da die anderen Nahrungsbestandteile Vitamine oft in deren Wirkung unterstützen.

- Der Wirkungsunterschied zwischen natürlichen und synthetischen Vitaminen ist nicht so groß, wie viele glauben. Allerdings enthalten die natürlichen Konzentrate aus vitaminreichen Lebensmitteln über die Vitamine hinaus noch weitere wichtige Substanzen wie Mineralstoffe, Fettsäuren, Enzyme oder Ballaststoffe.
- Der Körper kann nicht unterscheiden, ob das zugeführte Vitamin natürlicher oder synthetischer Herkunft ist, ob zum Beispiel das C-Vitamin Zitronen oder einer Tablette entstammt. In frischem Obst wie beispielsweise Zitronen finden sich neben dem reinen Vitamin auch noch wertvolle andere Substanzen wie etwa Enzyme und Flavonoide für den Stoffwechsel. Aber es gibt keine grundsätzlichen Bedenken gegen synthetische Vitaminpräparate.
- Beim E-Vitamin sollten Sie allerdings ein Präparat auf natürlicher Basis wählen. Daß es sich um ein natürliches Vitamin-E-Präparat handelt, erkennen Sie an der Bezeichnung d-Alpha-Tocopherol. Die d-l-Tocopherol-Formen sind synthetisch hergestellt. Von der synthetischen Substanz muß man eine höhere Dosis nehmen, um die Wirkung der natürlichen zu erreichen. Ein Tip: Den Vitamingehalt der gängigsten Lebensmittel können Sie den Nährwerttabellen entnehmen, die es überall im Buchhandel gibt. Die Apotheker beraten Sie bei Vitaminpräparaten.

## Multitalent Magnesium

Mit unserer Ernährung nehmen wir auch oft zuwenig Mineralstoffe und Spurenelemente zu uns. Wer etwas tun will zur allgemeinen Leistungssteigerung, zur Stärkung des Immunsystems und zum Schutz vor vielen Krankheiten, der sollte für die zusätzliche Zufuhr dieser lebenswichtigen Stoffe sorgen. Zu ihnen zählt Magnesium. Neueste Forschungen seit Beginn der 90er Jahre fördern immer mehr Vorzüge zu Tage. Magnesium ist zwar keine Wunderdroge, wie es in manchen bunten Blättern heißt, aber doch eine vielfältig einsetzbare, dazu völlig harmlose Substanz. Viele seriöse Studien belegen die Wirksamkeit der Substanz. Magnesium erweist sich als wahres Multitalent: Es macht körperlich fit, hilft bei Streß, stärkt bei geistiger Schwerarbeit.

Magnesium ist ein essentieller Mineralstoff, also ein lebensnotwendiges Element für unseren Körper. Es ist für den Ablauf von vielen enzymgesteuerten Prozessen im Organismus von Bedeutung, vor allem bei der Energieerzeugung. Magnesium ist ein fester Bestandteil fast aller Gewebe unseres Körpers. Ein Großteil des Magnesiums befindet sich in den Knochen. Dort liegt es als eiserne Reserve und wird bei Mangelzuständen schubweise in das Blut abgegeben.

Auch andere Gewebe sind reich an Magnesium und haben ebenfalls eine Speicherfunktion, besonders die Muskeln – sowohl die der Körpermuskulatur, die zur Fortbewegung genutzt werden, als auch der Herzmuskel. Die Leber, die eine wichtige Energiezentrale des Körpers ist, aber auch die Nieren, das Gehirn und die Hormondrüsen speichern gleichfalls große Mengen Magnesium.

**Altersabhängige Speicherung**

Studien haben ergeben, daß die Speicherfähigkeit des Körpers für Magnesium altersabhängig ist. Mit fortschreitendem Alter nimmt die Fähigkeit der einzelnen Organe ab, Magnesium zu speichern. Sie sind, um funktionstüchtig zu bleiben, von äußerlich zugeführten Magnesiumgaben abhängig.

**!** Viele im höheren Alter aufkommende Erkrankungen stehen mit Magnesiummangel in Verbindung, so zum Beispiel Herz-Kreislauf-Leiden oder die Zuckerkrankheit. Auch eine ungesunde Lebensweise wie exzessiver Alkoholgenuß führt zu einem Mangel an Magnesium. Die erkrankten, überlasteten Organe brauchen das im Körper gespeicherte Magnesium auf, es kommt zu einem Magnesiumdefizit.

Magnesium wird im Körper vom Dünndarm aufgenommen und über die Nieren ausgeschieden. Es gibt auch Erkrankungen, die zu Mangnesiummangelzuständen führen, wenn gerade diese Aufnahmefähigkeit über den Dünndarm gestört ist. Dann muß man andere Methoden der Zuführung von Magnesium wählen (Infusionen, Spritzen), um den Körper ausreichend einzudecken.

Wird dem Körper vermehrt Magnesium zugeführt und sind die Speicher mit genügend Magnesium versorgt, erfolgt eine vermehrte Ausscheidung über die Nieren. Alle wichtigen Organe brauchen Magnesium, um zu funktionieren. Ihre Versorgungsspeicher müssen stets gut gefüllt sein. Bei Magnesiummangel wird das äußerlich zugeführte Magnesium zunächst von den Speichern aufgenommen, erst nach deren Sättigung ist es für den Körper verfügbar. Deshalb ist es nötig, das Präparat zunächst hochdosiert einzunehmen, um dann die Einnahme auf eine Erhaltungsdosis zu reduzieren.

Wer es ganz genau wissen will: Ob genügend Magnesium im Körper verfügbar ist, läßt sich am besten über das Messen der Ausscheidung von Magnesium über die Nieren nachvollziehen. Sprechen Sie mit Ihrem Arzt darüber!

Benötigte Dosis

Gemäß einer Pilotstudie liegt die durchschnittliche Magnesiumzufuhr in den westlichen Industrieländern bei rund 230 mg pro Tag. Die Deutsche Gesellschaft für Ernährung schlägt jedoch für Männer 350 bis 400 mg/Tag und für Frauen 300 bis 350 mg/Tag vor. Unter bestimmten Lebensumständen ist der Bedarf noch höher. So sollten Schwangere und Stillende 400 bis 450 mg/Tag zu sich nehmen. Menschen, die einem erhöhten Streß und größeren Belastungen (sowohl körperlich als auch geistig) ausgesetzt sind, sollen das Doppelte der empfohlenen Tagesdosis einnehmen.

## *Im Kakao steckt Kraft*

Der Magnesiummangel in den westlichen Industrieländern hat eine Reihe von Ursachen. Dazu gehören die veränderten Ernährungsgewohnheiten. Viele Menschen setzen auf magnesiumarme Nahrung wie Fast food, Teigwaren und Süßspeisen. Weitere negative Faktoren sind die fehlerhafte Zubereitung von Speisen und pflanzliche Nahrungsmittel, die von magnesiumverarmten Böden stammen.

Setzen Sie auf magnesiumreiche Nahrungsmittel wie Vollkornbrot, Hülsenfrüchte, frische Salate und andere Gemüse! Hier eine »Hitliste« von Nahrungs- und Genußmitteln, die viel Magnesium enthalten. Die Angaben beziehen sich auf Milligramm pro 100 Gramm.

*Hoher Magnesiumgehalt:* Kakaopulver (420), Schokolade (292), Sojamehl (260), Mandeln (252), Weizenkeime (246), Bohnen (189), Erdnüsse (167), Vollkornbrot (150), Haferflocken (145), Mais (120), Bier, Rüben (113), Seemuscheln (90)

*Mittlerer Magnesiumgehalt:* Linsen (86), Krabben (74), Datteln (65), Spinat (55), Parmesan (42), Bananen (31), Reis, Weißbrot (30)

*Geringer Magnesiumgehalt:* Artischocken (28), Kartoffeln (27), Sellerie (26)

Die Verwendung von Fetten im Übermaß kann die Magnesiumaufnahme im Körper hemmen oder dessen Ausscheidung erhöhen. Genauso ist es mit Phosphaten, enthalten in Wurstwaren und in Erfrischungsgetränken. Auch weiches Wasser enthält weniger Magnesium als hartes. Sie können sich schon allein durch Trinken von magnesiumreichem Wasser eine zusätzliche Versorgung sichern.

## Folgen von Magnesiummangel

Besonders Sportler oder Menschen, die körperlich viel leisten, sind anfällig für Magnesiummangel. Sie sollten ständig auf eine ausreichende Zufuhr von Magnesium (und auch anderen wichtigen Mineralstoffen) achten. Ein Mangel mindert die Leistung im Training und vor allem bei Wettkämpfen. Dies kann zu einer Art Muskelkater oder richtigen Wadenkrämpfen führen. Auch das Herz ist ein Muskel. Dort kann sich Magnesiummangel in Form von Herzstolpern, beschleunigter Herzschlagfolge oder als Herzstechen bemerkbar machen.

! Auch auf der geistig-seelischen Seite gibt es Anzeichen für ein Defizit an Magnesium. Sie treten auf bei Streß sowie bei hoher seelischer Belastung im Beruf oder im privaten Bereich. Der Mensch wird dann reizbar, nervös und weniger belastbar.

## Wie Magnesium hilft

»Balsam« fürs Herz

Magnesium beruhigt das Herz, lindert die Tendenz zu Herzrhythmusstörungen, verbessert die Sauerstoffversorgung des Herzmuskels, wirkt der Krampfneigung im Bereich der Herzkranzgefäße entgegen. Der Mineralstoff bewirkt eine direkte Gefäßweitstellung, verbessert also die Durchblutung allgemein, wirkt blutdrucksenkend. Außerdem ist Magnesium aggregationshemmend, es wirkt also Thrombosen entgegen, verhindert Gefäßverstopfungen durch Ablagerungen von Blutplättchen.

Mittlerweile gibt es ein breites, verwirrendes Angebot von Magnesiumpräparaten. Hier einige Hinweise: Bei Magnesiumpräparaten ist es entscheidend, woraus sie bestehen, d. h. wie das Magnesium verabreicht wird. Das Magnesium kann vom Körper nicht in reiner Form aufgenommen werden, sondern nur als Verbindung. Die häufigsten sind *Magnesium-Citrat, Magnesium-Aspartat* und *Magnesium-Orotat*. Magnesium-Sulfat ist nicht geeignet. Bei dieser Verbindung handelt es sich um das bekannte Bittersalz zum Abführen.

Bei den Präparaten sollten Sie auf den Magnesiumgehalt achten. Die meisten Präparate sind zu niedrig dosiert. Am besten fragen Sie Ihren Arzt oder Apotheker. Wichtig ist auch die Darreichungsform: Nehmen Sie bitte Lutschtabletten, Kautabletten oder Granulate, da sie vom Körper am besten aufgenommen werden können. Es empfiehlt sich, die Einnahme auf drei Tagesrationen zu verteilen. Ihre Tagesdosis sollte ca. 300 mg erreichen, bei erhöhtem Bedarf auch mehr.

Ein Überschuß an Magnesium kann sich bei gesunden Menschen kaum einstellen. Nur bei schweren Funktionsstörungen der Nieren besteht die Gefahr, daß sich zuviel Magnesium im Körper ansammelt, weil die kranken Nieren nicht genügend ausscheiden können. Ein Anzeichen für ein Zuviel an Magnesium bei völlig Gesunden ist Durchfall. Dieser kann nach zu hoher Einnahme von Magnesium auftreten und hört innerhalb von zwölf Stunden nach Einstellung der zu hohen Dosen auf.

Mineralstoffe und Spurenelemente sind für den Körper lebenswichtig. Die vielfältigen Möglichkeiten von Magnesium haben wir nun geschildert. Hier nun kurze Porträts des Mineralstoffs Calcium sowie der Spurenelemente Selen und Zink.

## Calcium macht stabil

Calcium ist mengenmäßig der wichtigste Mineralstoff unseres Körpers. Die größte Menge Calcium ist in den Knochen gespeichert. Dort sorgt es wie auch in den Zähnen für die Festigkeit des Gewebes. Weiterhin ist Calcium wichtig für die Blutgerinnung und für die Weiterleitung von Reizen unserer Sinnesorgane. Ein Calciummangel kann auch Krämpfe verursachen.

Die Calciumkonzentration muß im Blut konstant sein, damit alle Funktionen dieses Mineralstoffs erfüllt werden können. Wenn zuwenig Calcium im Blut zur Verfügung steht, wird es aus den Knochen, die als Depot dienen, nachgeliefert. Wenn Ihnen in der Jugend, etwa bis zum 20. Lebensjahr, genügend Calcium zugeführt wurde, brauchen Sie nichts zu befürchten. Der Vorrat sorgt für eine hohe Knochendichte und damit auch Stabilität. Das ist wichtig angesichts der ab dem 30. Lebensjahr einsetzenden Abbauprozesse, die zur Reduktion der Knochendichte führen. Wichtig ist auch, daß Sie ausreichend mit Vitamin D versorgt sind, denn erst dieses Vitamin ermöglicht die Verwertung von Calcium im Organismus.

**Am besten Milchprodukte**

Das meiste Calcium liefern Milchprodunkte. Wenn Sie keine Milch mögen, können Sie auch Joghurt, Dickmilch oder Kefir zu sich nehmen. Gemüse, Hülsenfrüchte und Samen sind ebenfalls gute Calciumlieferanten. Allerdings verwertet der Körper das Calcium aus der Milch viel besser. Die DGE empfiehlt eine tägliche Calciumzufuhr von 800 bis 1200 mg. Dies entspricht etwa dem Verzehr von einem halben Liter Milch und zwei Scheiben Hartkäse.

## Selen schützt

Glutathion-Peroxidase

Selen kommt, wie der Name Spurenelement schon sagt, im Körper nur in winzigen Mengen vor. Die Substanz ist ein Bestandteil des wichtigen Enzyms Glutathion-Peroxidase und damit des antioxydativen Systems unseres Körpers. Es wird vermutet, daß Selen auch vor Krebs schützen kann.

Selen ist in eiweißhaltigen Lebensmitteln enthalten: in Muskelfleisch, Leber, aber auch Getreide und Hülsenfrüchten. Der Selengehalt in den Lebensmitteln unterliegt jedoch starken Schwankungen, da er vom Gehalt der Böden an Selen abhängig ist. Die tägliche Zufuhr an Selen sollte bei 20 bis 100 Mikrogramm liegen. Eine Überdosierung ist ganz selten, während andererseits Ernährungswissenschaftler klagen, daß Selen in unseren Nahrungsmitteln kaum noch enthalten ist. Deshalb kann als Nahrungsergänzung ohne weiteres ein Selenpräparat eingenommen werden, um eine ausreichende Zufuhr zu gewährleisten.

## Zink heilt

In den Organen und Geweben des Körpers sind nur etwa 1,4 bis 2,1 g Zink gespeichert. Zink ist Bestandteil wichtiger Enzymsysteme, die insbesondere für das Immunsystem von großer Bedeutung sind. Bei Zinkmangel kann es zu Wachstumsstörungen, schlechter Wundheilung und erhöhter Infektionsanfälligkeit kommen.

Der tägliche Bedarf beträgt etwa 15 mg. Er erhöht sich, wenn Sie besonderen Belastungen ausgesetzt sind – Streß, operativen Eingriffen und ähnlichem. Ihren Zinkbedarf decken Sie am besten durch den Verzehr von Muskelfleisch, Milchprodukten, Fischen und Schalentieren.

## Rundum fit durch Vitalstoffe

***Genügend Vitamin A und Beta-Carotin***

- steuern die Regeneration der Hautzellen
- schützen die Haut vor Infektionen
- fördern die Durchblutung
- verbessern den Gewebetonus
- wirken übermäßiger Verhornung entgegen

***Ausreichend Vitamin E***

- schützt die Haut vor schädlichen Einflüssen von außen
- wirkt der Faltenbildung und Hautalterung entgegen
- strafft das Bindegewebe
- lindert Hautrötungen (deshalb Bestandteil vieler Sonnenschutzprodukte)
- wirkt gegen Pigmentflecken (Altersflecken) bei Sonneneinstrahlung

***Die Vitamine der B-Gruppe ergänzen sich gegenseitig; sie***

- wirken durchblutungsfördernd (besonders Vitamin $B_6$)
- sorgen für die Regenerierung der Hautzellen
- wirken der Austrocknung der Haut entgegen
- verhindern juckende und brennende Ekzeme
- wirken gegen spröde Lippen und eingerissene Mundwinkel
- begünstigen Wundheilungen

***Pantothenol ist in vielen After-Sun-Produkten enthalten; es***

- wirkt entzündungshemmend, beruhigend und feuchtigkeitsbindend

***Niacin wird bei Sonnenallergie eingesetzt; es***

- mindert die Empfindlichkeit der Haut gegen Sonneneinstrahlung; außerdem ist es Bestandteil vieler Produkte gegen Cellulite, da es die Durchblutung anregt und so den Abtransport von Schlackenstoffen aus dem Gewebe fördert.

***Biotin***

- wirkt regenerierend auf die Haut
- ist wirksam gegen Hautunreinheiten/Akne
- ist gut bei Entzündungen und Pigmentstörungen

***Bei Haarausfall***

- auf eine ausreichende Versorgung mit Calcium, Kupfer und Zink achten
- Blut auf Eisenmangel untersuchen lassen
- Mangel an B-Vitaminen, Folsäure und C-Vitaminen ausgleichen

***Bei brüchigen Fingernägeln***

- genügend Biotin und Zink zu sich nehmen
- es kann auch ein Eisenmangel vorliegen

***Bei schlechter Wundheilung***

- mehr Vitamin C nehmen, auf ausreichend Zink in der Ernährung achten

***Hautrötungen und erweiterte Äderchen***

- deuten auf Mangel an Vitamin C, Vitamin $B_{12}$, Niacin und Folsäure hin

***Bezüglich der Augen***

- auf genügend A-Vitamin und Beta-Carotin achten; auch Vitamin E, die Vitamine der B-Gruppe sowie Selen und Zink sind wichtig

***Für einen guten Schlaf***

- sorgen Vitamine der B-Gruppe, dazu ausreichend Calcium und Magnesium

***Ein stabiles Nervenkostüm***

- garantieren viele B-Vitamine, komplexe Kohlenhydrate, viel Magnesium, genügend Calcium; als »Antioxydanzien-Cocktail« empfiehlt sich eine Mischung aus C- und E-Vitamin, Beta-Carotin sowie Selen; das macht Sie streßstabil

# Anhang

## Nützliche Adressen

Informationen rund um die Sauerstofftherapie erteilen und geeignete Anlaufstellen nennen:

Ärztegesellschaft für Sauerstoff-Mehrschritt-Therapie e.V.
Dr. med. Rainer Holzhüter
Harburger Ring 10
21073 Hamburg
Tel. 0 40/77 10 00
Bei schriftlichen Anfragen bitte DM 4,– in Briefmarken beilegen.

Ärztliche Gesellschaft für Ozontherapie e.V.
Klagenfurter Str. 4
70469 Stuttgart

Gesellschaft für biologische Krebsabwehr e.V.
Hauptstr. 27
69117 Heidelberg

## Empfehlenswerte Literatur

Dr. Helga M. Abbendorf: »Immun mit System« Ehrenwirth Verlag, München 1995
Dr. Rainer Holzhüter: »Wehrt Euch, Patienten«, Ullstein Verlag
Alexander Hoffmann, Dr. Michèle Markus, Hermann Scharnagl: »50 und topfit«, Hädecke Verlag 1996
Dirk Manthey (Hrsg.): »Das große Buch der Vitamine«, Hamburg 1995
Gaby Miketta: »Netzwerk Mensch«, TRIAS-Verlag 1992
(verständliche Basisinformationen über die Psychoneuroimmunologie)
Dr. Michèle Markus, Alexander Hoffmann: »SOS aus dem Innenohr – Hilfe bei Tinnitus«, Ehrenwirth Verlag, München 1994

Dr. Michèle Markus, Dr. Petra Dreesen-Sandmann: »Krebs – die Schlüsselrolle der Seele«, Ehrenwirth Verlag, München 1996
Dr. Karl Pflugbeil, Dr. Irmgard Niestroj: »Vital Plus – das große Programm der Orthomolekularen Medizin«, Herbig Verlag, München 1990
Dr. Frederic Vester: »Phänomen Stress«, Deutsche Verlagsanstalt 1976

# Aus unserem Ratgeber-Programm

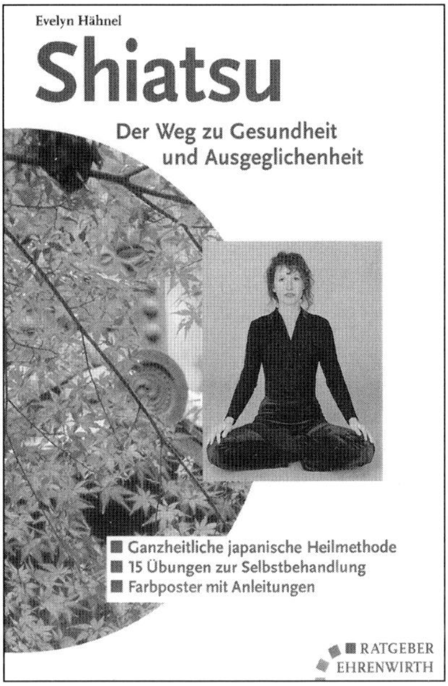


**Evelyn Hähnel:**
**Shiatsu**

*Die ganzheitliche japanische Körpertherapie, die die Energie im Menschen frei fließen läßt. Die Leserinnen lernen die Zusammenhänge von Gesundheit und Krankheit kennen und können sich mit Shiatsu selbst behandeln. Ein Farbposter mit Anleitungen ergänzt diesen Ratgeber aus der Feder einer erfahrenen Shiatsu-Therapeutin.*

**96 Seiten mit zahlr. Farbfotos.**

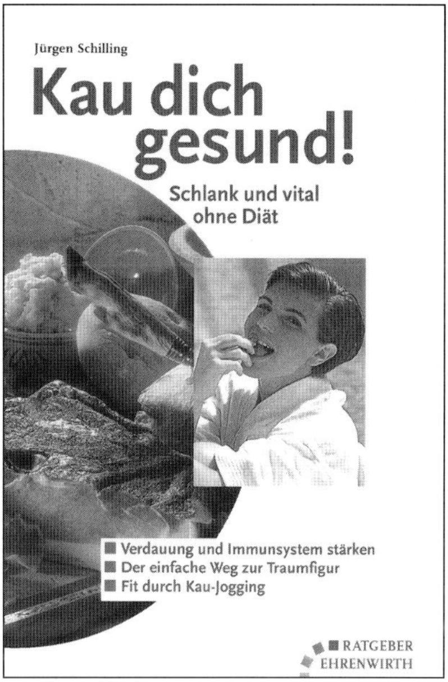


**Jürgen Schilling:**
**Kau dich gesund!**

*Schlank und gesund durch die Technik des richtigen Kauens. »Kau-Jogging« ist eine genußvolle Methode, mit der sich ein verändertes, gesünderes Kau- und Eßverhalten dauerhaft antrainieren läßt. Essen und Trinken ohne Schuldgefühle und schlechtes Gewissen!*

**Ca. 176 Seiten mit zahlr. Farbfotos.**

# Aus unserem Ratgeber-Programm

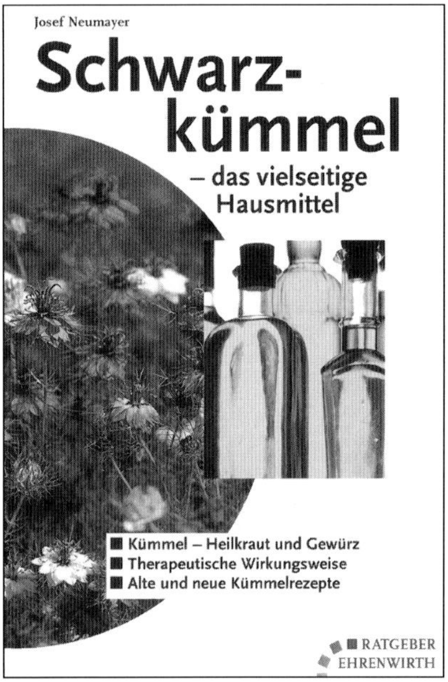


**Josef Neumayer:**
**Schwarzkümmel – das vielseitige Hausmittel**
*Das seit Jahrtausenden bewährte Naturheilmittel bietet eine Fülle therapeutischer und prophylaktischer Möglichkeiten. Als Öl und als Gewürz trägt Schwarzkümmel entscheidend zur Verbesserung des Gesundheitszustands bei: Er hilft bei vielen Erkrankungen, von allgemeiner Immunschwäche bis zur Wundheilung, von Asthma bis zu Migräne und Neurodermitis.*
**120 Seiten mit zahlr. Farbfotos.**

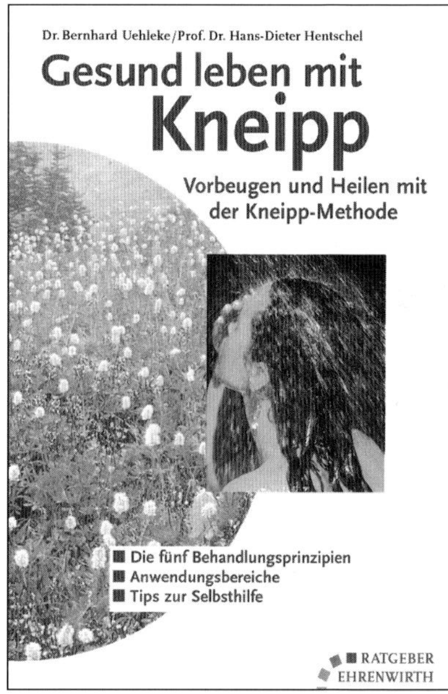


**Uehleke/Hentschel:**
**Gesund leben mit Kneipp**
*Ein umfassender Überblick über die Anwendungsmöglichkeiten der Kneippschen Lehre in unserer Zeit, auf dem aktuellen Stand sowohl der Schulmedizin als auch der Naturheilkunde. Die Autoren zeigen, wie mit der Kneipp-Methode auf vielfältige Weise ein gesundes Leben erreichbar ist.*
**184 Seiten mit zahlr. Farbfotos.**